図解 山の救急法

医学的根拠から応急処置法まで

著　者　金田正樹、伊藤 岳
イラスト　橋尾歌子

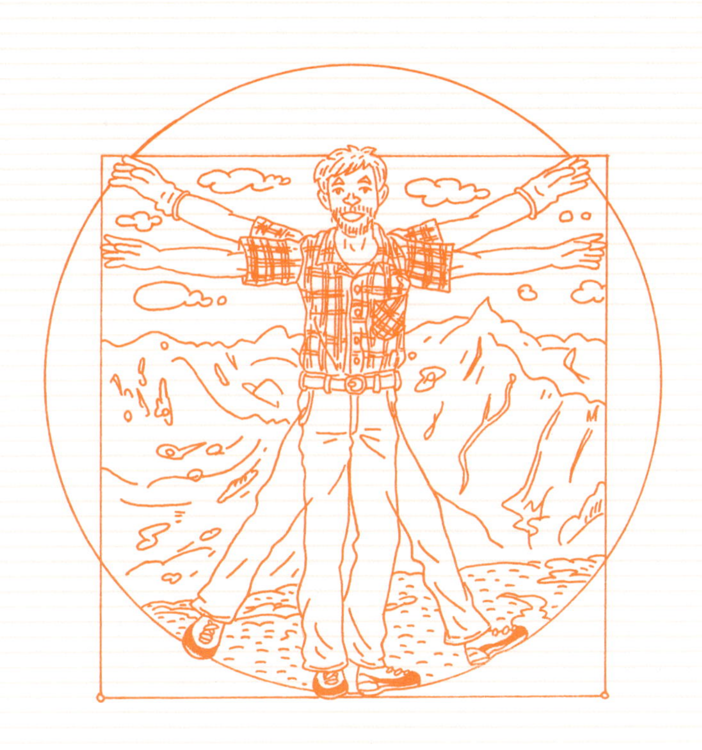

はじめに

登山にはルールブックがない。

他のスポーツにはルールがあり、やってはいけないことなどをルールブックに明記しておりそれにしたがって勝敗を決めている。一方、登山は勝敗を決めるスポーツではないので、登山のルールブックは自分で作るしかない。

ルールブックを作るには読図、天気などの学習と登山の経験値が必要である。登山は地形、高度、気象に影響される中で、自分がその環境を判断しながら行動しなければならない。

環境は時として自分に対して傷病を招くような危急時となることがある。

この危急時をどう乗り越えるか、起こってしまった傷病についてどう対処するかで、登山者としての真価を問われることになる。その危急時に遭遇するのは自身だけでなく、パーティーの仲間であったり、偶然その場に居合わせた人であったりと、状況はさまざまに異なる。

目の前に傷病者がいれば、それを見捨てるわけにはいかない。傷病者に何らかの応急処置をしなければならない時には、ファーストエイドの知識と処置法が必要になってくる。

したがって登山のルールブックの中には、ファーストエイドという項目がどうしても必要になる。

医者は毎日患者を診て治療に当たる臨床医と、医学を研究する研究医に分かれる。臨床医は必ず傷病のための指針（ガイドライン）とその根拠（エビデンス）に基づいて普段診療している。しかし現在の日本では、残念ながら登山を含めた野外救急医療の指針が明記されていない。したがってファーストエイドを教える団体や個人は、指針がバラバラで統一性がないのが現状である。

国家資格（医師、救急救命士など）のないその道に精通した人、ファーストエイドインストラクターといわれる人たちが教えている現状は決していいことではないし、医学的根拠が説明できる医療資格者が教えるべきであって、経験だけで教えるものでもない。

また登山のためのファーストエイドの書籍も多いが、医学的根拠がしっかりと書かれたものは少ない。山のファーストエイドも「なぜそうするのか」という事を理解していないと決して身につかない。

簡単なファーストエイドなんてありえない。

どんなに重症であっても、適切な病院に引き渡すまで、あなたには現場で最大の努力をしてもらいたい。ファーストエイドを学ぶ原点は、**最悪の状況を想定して最善の準備**をしておくことである。

本書は、自身が長い間、外傷患者の治療にあたってきた経験、山岳ガイドの方々にファーストエイドを教えてきた経験、医療資源の乏しい災害現場での医療活動を行ってきた経験から、野外での救急法について、特にファーストエイドのための医学的根拠について重点的に記述したものです。

本書を登山のルールブックに加えてくだされば幸いです。

金田正樹

図解 山の救急法

Contents

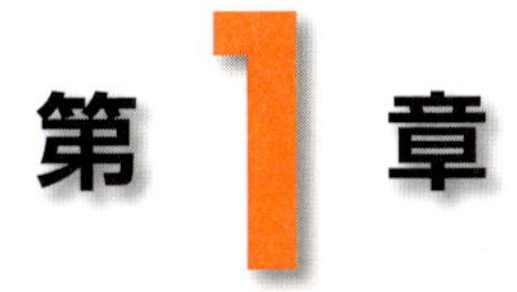

第1章

登山になぜ ファーストエイドが必要か

山のファーストエイド（以下FA）とは、病院から遠く離れた山中で傷病者が発生した場合、それに対して応急処置などを行い、適切な治療を受けられる病院に搬送するまでの補助的な応急手段をいいます。

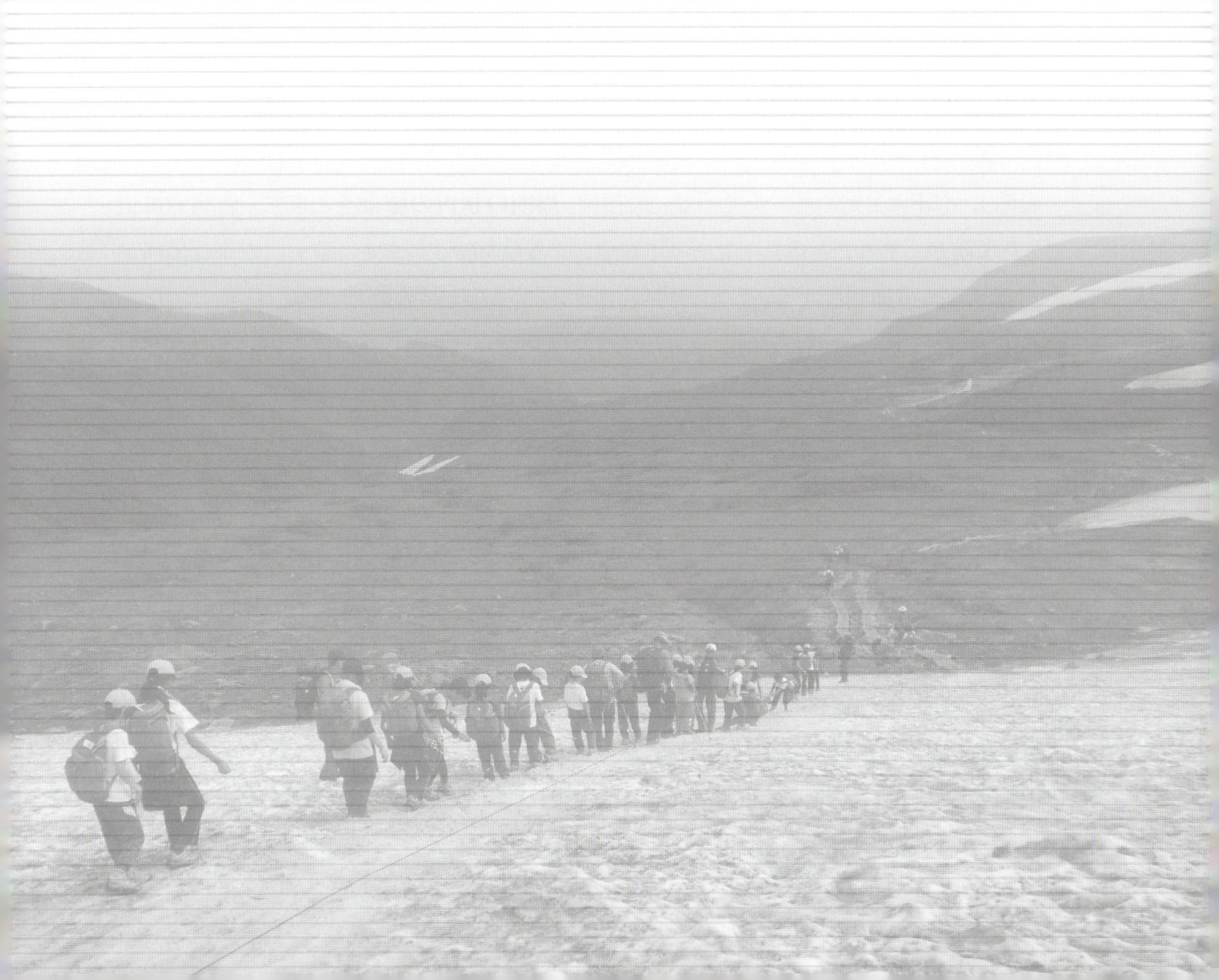

山のファーストエイドとは、病院から遠く離れた山中で傷病者が発生した場合、それに対して応急処置などを行い、適切な治療を受けられる病院に搬送するまでの、補助的な応急手段をいいます。

山があり登山者がいる限り、山の遭難事故をゼロにすることは困難です。

しかし、防ぎ得た遭難事故はあったはずだし、応急処置や心肺蘇生をやっていれば助かったケースは今までたくさんあったと思われます。そのためにも登山者自身に正しいＦＡを知っておいて欲しいのです。

最初に、次ページの表を見てください。ＦＡには傷病者を見る順序があります（**ファーストエイドの順序　表1**）。

あなたが傷病者に遭遇した時、何から優先して見ていけばいいのでしょうか？

ＦＡでは、**生命→機能→美容**の順序で見て行きます。

生命とは、頭を打っていて意識状態が悪い、大出血していて脈が触れない、雪崩で気道（口、鼻から肺までの空気の通り道）に雪が詰まり呼吸ができていないなど、生命の危機に直結する状態です。

機能とは、骨折や大きな傷があり、そのままでは後で身体に機能障害を起こすかもしれない状態です。

美容とは顔の傷など形状に障害を残すおそれがある状態をいいます。優先順位は三番目ということになります。

表のようにＦＡを始めるにあたって、最初は、**周囲の状況の確認**をします。傷病者に遭遇した場所が、あなたと傷病者にとって**安全**かどうかを確認します。確実に安全な場所まで移動するのが理想的ですが、山で怪我をするのは大体が岩場や雪渓、稜線、雨に濡れた山道など、安全といえる場所でないことがほとんどです。したがって救助者のあなたは、非常に困難な状況でＦＡを実施しなければならないことを考慮しておかなければなりません。自分も巻き込まれるような二重遭難が考えられる場合は、状況次第となりますが、ＦＡを中止しなければならないこともあります。

傷病者は何人いますか？　現場では傷病者の数と救助者の数を把握することも大切です。救助者の人数が足りない場合は、早急に応援を頼む必要があります。傷病者の数が複数の場合、ＦＡの優先順位を決めなければいけません。それは前述したように生命に関わるような傷病者が最優先になります。

ここではトリアージという手法で傷病者の処置や搬送の優先順位を決めていきます。

傷病の原因がなんであるかによって、応急処置法や搬送法が変わってきます。例えば、

表1　ファーストエイドの順序

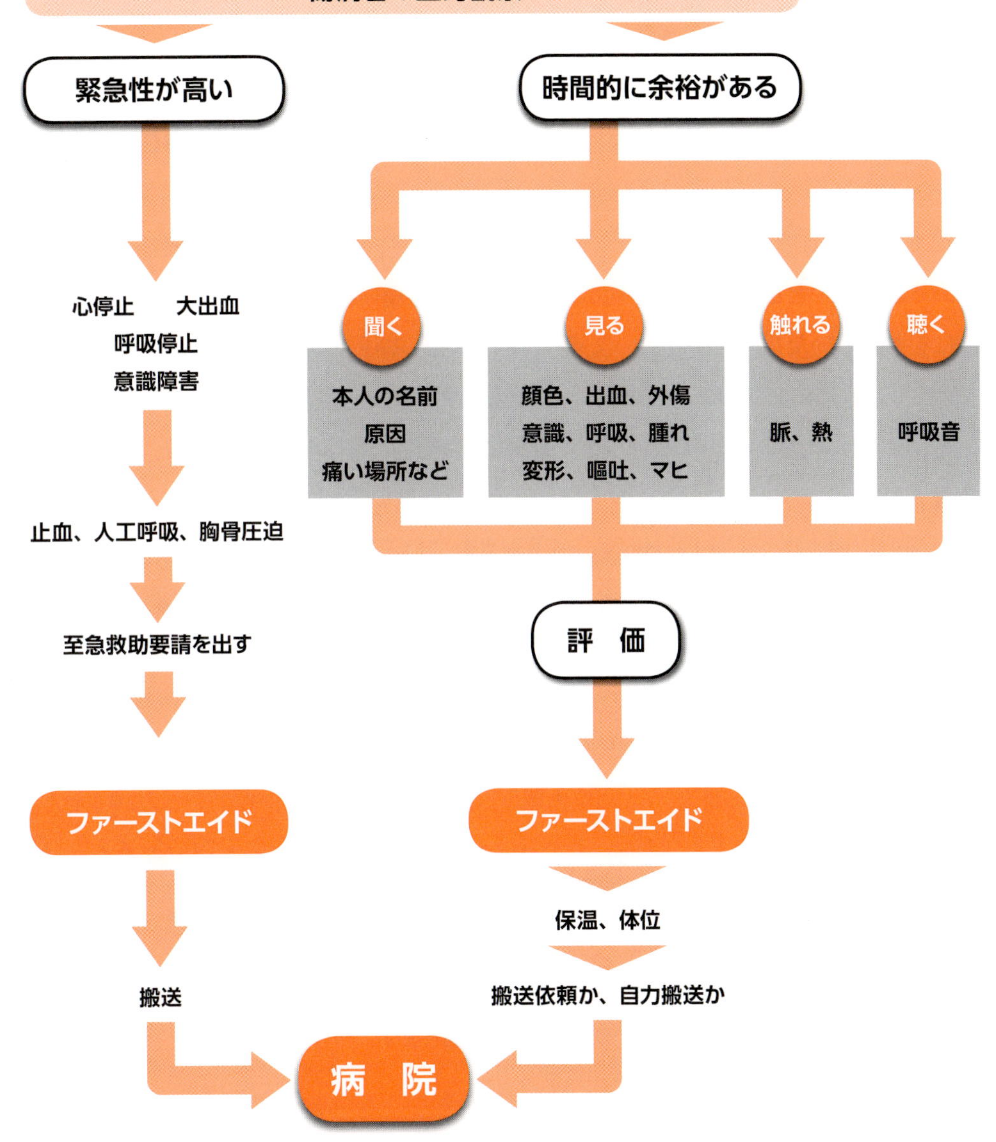

転落・滑落による頭部外傷や脊椎（せきつい）損傷は絶対安静を要し、搬送もバスケット型担架が必要なうえ、低体温症が疑われる場合は保温できる状態にしなければなりません。

あなたが、傷病者を前にFAを行わなければいけない状況になった時、現場でパニックを起こしてはいけません。FAを的確に行うことで、傷病者が不安を感じずにすむからです。

ところで、医療従事者でないあなたが人助けをしようとして、万が一うまく行かなかったら責任を問われるのではと不安になるかもしれません。ですが、山中でFAがうまくいかなかったからといって、あなたの行為に対し責任を問われることはありません。

アメリカではすべての州で、自発的に他人を救助しようとした善意の行為に対しては、結果的に傷病者のためにならなかったとしても、その責任を免ずる目的の「善きサマリア人の法」が制定され、市民の救命活動が促進されています。「善きサマリア人の法」とは「急病になった人を救うために無償で善意の行動をとった場合、良識的かつ誠実にその人ができる事をしたならば、その結果について適切にいかなかったとしても責任を問わない」という法です。

日本でもこれに相当するものが、民法や刑法にあり、「一次救急および応急処置は医療行為ではない」とされています。したがって登山中の事故の時のFAや救助搬送には積極的に参加していただきたいと思います。そして、正しいFAの知識と最低限の技術は、危急時対応手段としてぜひ知っておいてください。

FAに順序はあるものの、例外なく速かに最優先にするのは「止血」と「呼吸困難の改善」です。

傷病の原因よりも気道（Airway）が確保されているか、呼吸（Breathing）状態は良好か、循環（Circulation）は安定しているかを最初にみることが最も大切です。

トリアージ

複数の傷病者がいる場合、FA の優先順位、搬送の優先順位を決めなければなりません。災害医療ではこれを「トリアージ」といいます。トリアージとは、コーヒー豆やぶどうを「選別する」という意味のフランス語が語源です。

山岳遭難時に複数の傷病者がいる場合も救命、FA の最大限の効率と効果をあげるためにトリアージが必要になります。

後述する重症度、緊急度の評価を中心に救命の可能性の高い者（重症者）から順に FA を施し、搬送の優先順位を決めて病院へ救急搬送します。

その実際は優先順位を四つの色で識別します。

黒（0）：死亡、生存の見込みがないもの
赤（Ⅰ）：呼吸困難、大出血、ショック状態などがあるもので最優先
黄（Ⅱ）：骨折、合併症のない頭部外傷などで準緊急性のもの
緑（Ⅲ）：捻挫、打撲など軽症のもの　（図　タッグ見本）

この決定は医療従事者でも非常に難しい判断を迫られるものです。

ましてや医療関係者でもないあなたが山という環境の中でその立場に置かれたら、戸惑いは大きいと思われます。しかし、あなたが現場でトリアージをやることによって救命率が上がります。それは救助隊でも同じです。

集団登山中の遭難、雪崩の遭難の現場に遭遇した時、このトリアージの意義を知っていれば完璧ではなくとも、救命ができるはずです。

その時に大事なのは、上から現場の全体像を見る感覚と、「見た目」で傷病者の重症度を短時間に判断することです。

もちろん早急な救援要請を出すことも重要です。

大量遭難の時は、トリアージ → FA →救急搬送の流れが重要になってきます。中でも救急搬送は時間の制約があるために、救命率をあげる最大のポイントになります。傷病者の数が多ければ多いほど短時間でトリアージをしなければなりません。

地震や航空機事故などの災害で一度に多数の負傷者が発生した場合、トリアージがうまく機能するかしないかで救命率が大きく変わってしまいます。

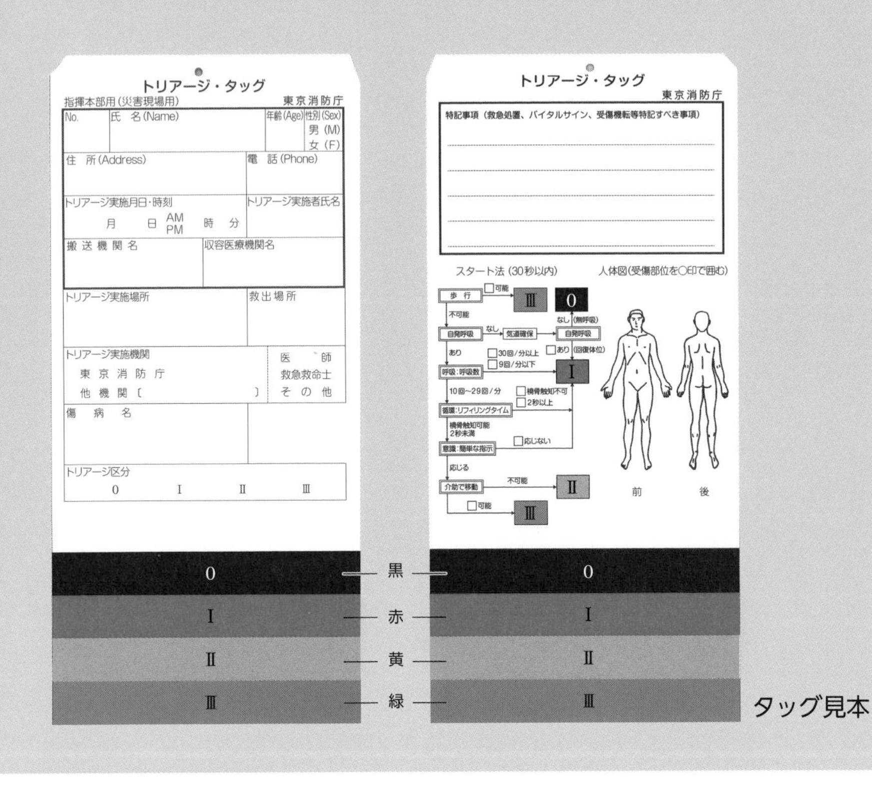
トリアージ・タッグ
指揮本部用（災害現場用）　東京消防庁
No.　氏名（Name）　年齢（Age）　性別（Sex）　男（M）　女（F）
住所（Address）　電話（Phone）
トリアージ実施月日・時刻　月　日　AM PM　時　分
トリアージ実施者氏名
搬送機関名　収容医療機関名
トリアージ実施場所　救出場所
トリアージ実施機関　東京消防庁　他機関〔　〕　医師　救急救命士　その他
傷病名
トリアージ区分　0　Ⅰ　Ⅱ　Ⅲ

トリアージ・タッグ
東京消防庁
特記事項（救急処置、バイタルサイン、受傷機転等特記すべき事項）
スタート法（30秒以内）　人体図（受傷部位を○印で囲む）
歩行　□可能　Ⅲ
不可能
自発呼吸　なし　気道確保　自発呼吸　なし（無呼吸）　0
あり　□あり（回復体位）
呼吸：呼吸数　□30回／分以上　□9回／分以下　Ⅰ
10回〜29回／分
循環：リフィリングタイム　□橈骨触知不可　□2秒以上
橈骨触知可能　2秒未満
意識：簡単な指示　□応じない
応じる
介助で移動　不可能　Ⅱ
□可能　Ⅲ
前　後

タッグ見本

第2章

これだけは知っておきたい FAの医学的基礎知識

FAを学ぶにあたり、ある程度の医学的基礎知識が必要です。最も知っておきたいのは生命維持装置といわれる臓器の脳、脊髄（せきずい）、肺、心臓などについての知識です。

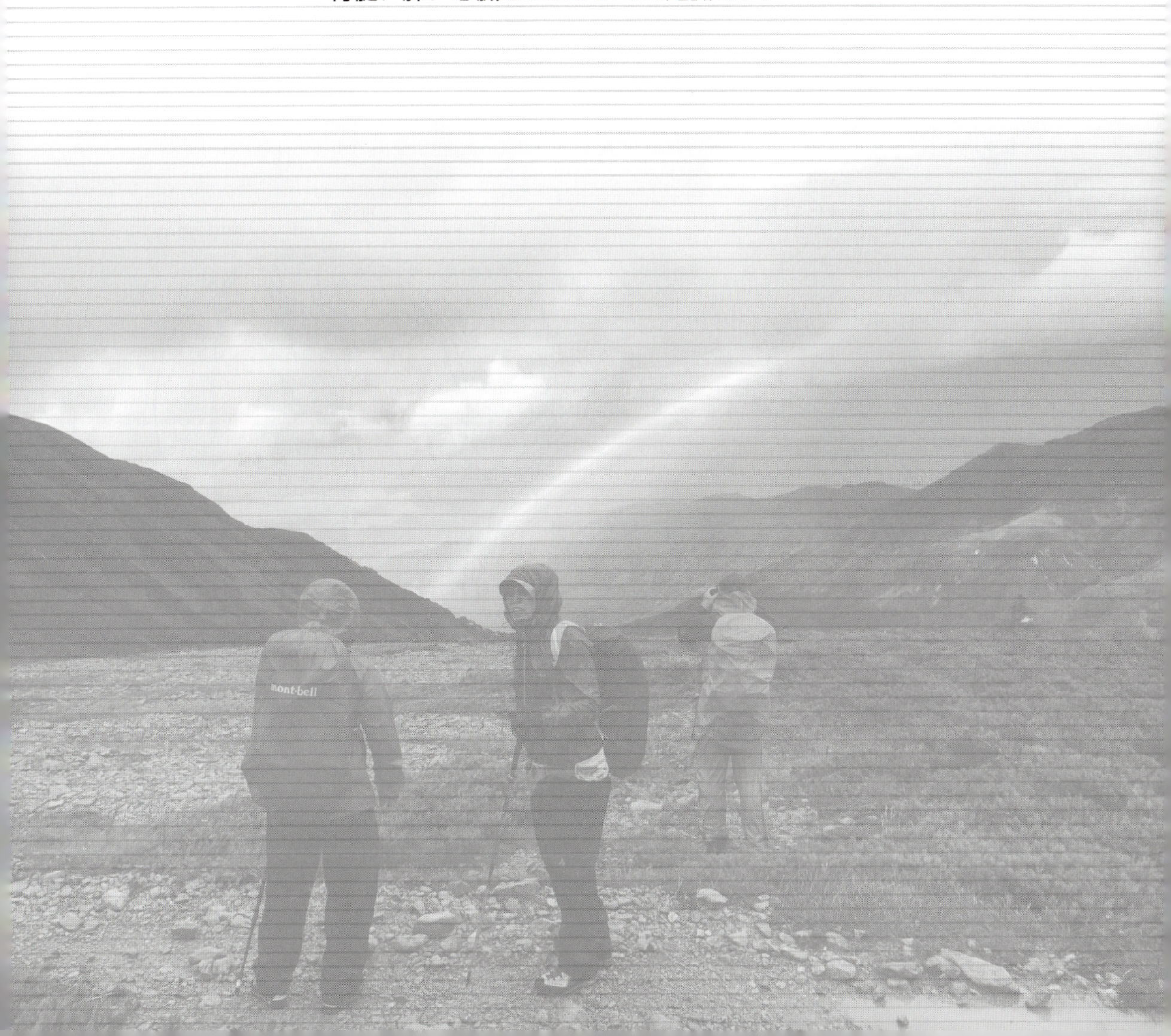

1 脳は人体のコントロールセンター

脳は頭皮、頭蓋骨、硬膜(こうまく)、クモ膜、脳脊髄液によって厚く保護されています **(図 1)**。

人体の最も大切なところは外力から守るために脳、脊髄、心臓は液体の中に浮かんでいる構造になっています。液体の中に臓器があると、外からの衝撃を吸収することができます。脳や脊髄が液体の中で揺さぶられると脳しんとう、脊髄しんとうを起こします。

脳は大脳、小脳、脳幹などで構成されていますが、その 8 割が大脳です **(図 2)**。

大脳は思考、判断、言語、映像の認識など高度な知能活動や食欲、性欲などの本能的な活動、怒り、喜びなどの感情的な働きをするところです。

小脳は平衡感覚をつかさどっています。

脳幹部は呼吸、心臓の動き、体温調整、自律神経、ホルモンの調整をしています。

大脳は左右 2 つの半球に分かれ、大脳と体の各部分をつなぐ神経が延髄(えんずい)のところで交差しているために、左半身の命令は右の脳から、右半身の命令は左の脳から出ています。ですから、脳梗塞(のうこうそく)などで左半身のマヒなどが見られた時は、右の脳に障害を起こしたということです。

脳に供給される血液量は 650 ～ 700ml/ 分で、脳における酸素消費量は、全身消費量の約 20%にもなります。脳は酸素を大量消費する反面、酸素不足に最も弱い臓器です。

図 1 何重にも守られた脳

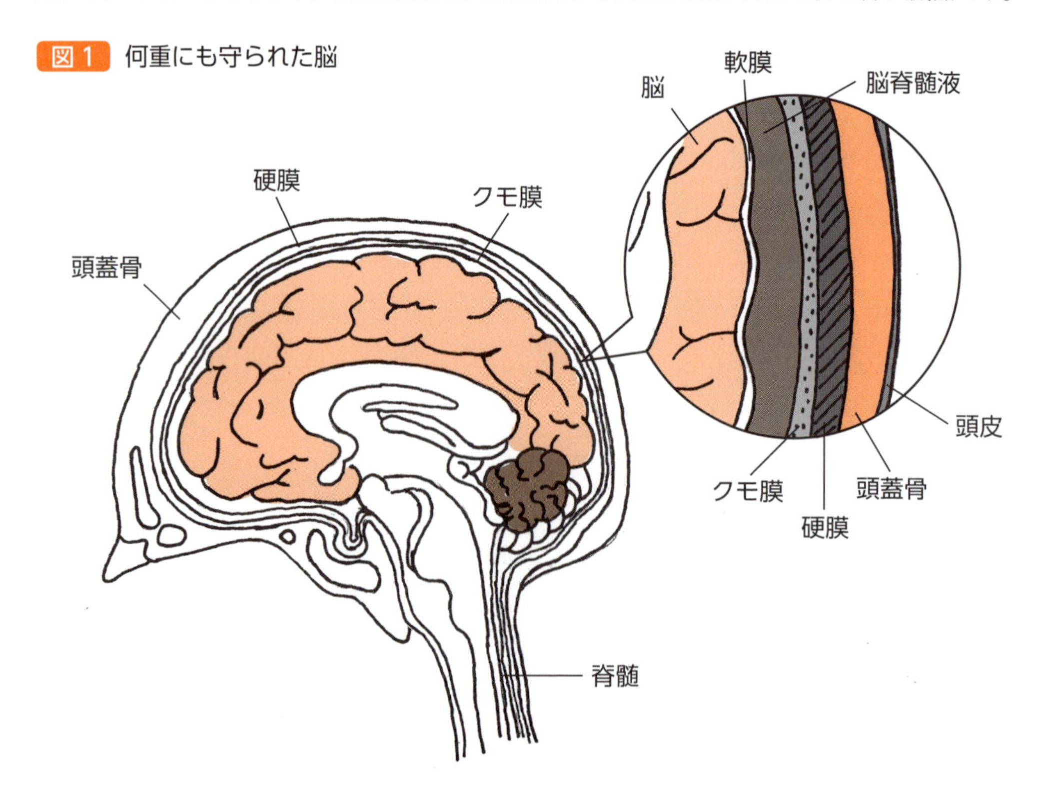

図2 脳の構造

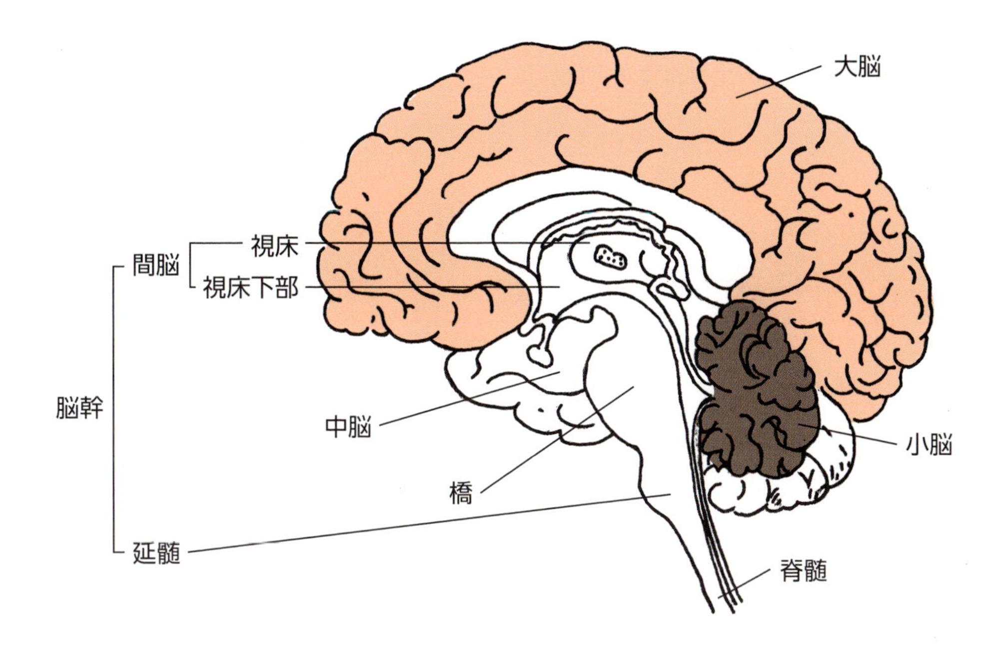

心臓が止まって脳に行く血流が止まると3分で脳の機能の一部は回復不能になり、5分で機能不全に陥ります。脳細胞に再生能力はありません。

高山病は、大気中の酸素濃度が関係しています。自分のいる高度が上がると、それにともなって酸素濃度が低くなるために、脳が酸素欠乏に陥り、頭痛、吐き気、睡眠障害などの症状が引き起こされる現象をいいます。この症状は登山だけでなく、旅行等で標高の高い場所に行った時にも起こります。

2 脊髄は情報伝達のケーブル、脳からお尻まで約1～1.5mの長さがある（図3）

脊髄は皮膚や筋肉から脳に情報を伝え、反対に脳からの情報をこれらに伝えるケーブルの役目をしています。このケーブルが何らかの原因で損傷すると、手足のマヒが引き起こされます。

脊髄は感覚の情報が脳まで行く前に、直接ここで反射的に運動神経に伝える役目もします（脊髄反射）。例えば、熱いものに触った時にとっさに手を引っ込めることや、尿意をもよおした時は、ここで反射してトイレに行く行動をとります。

脊髄は木の幹に当たり、末梢神経は枝として全身に分布しています。首の部分では左右に8本ずつ、胸では12本ずつ、腰とお尻ではそれぞれ5本ずつ神経が出ています。

首から出る頚神経は手に分布し、胸神経は胸と腹部に分布、腰神経は大腿部から足に、そして肛門周囲に分布するのは仙骨神経といいます。

この神経には知覚神経と運動神経が伴っており、山での転・滑落や雪崩に巻き込まれたような外傷は脊椎損傷に伴う脊髄損傷の場合があるので、疑う時は搬送を含めて十分な注意を要します。特に外傷後に頚部の強い痛みを訴える時は、頚椎損傷を疑う方がいいでしょう。この場合は頚部の強固な固定が必要です。第四頚椎より上方の頚髄損傷では即死するケースが大半です。

図3 脊髄の仕組み

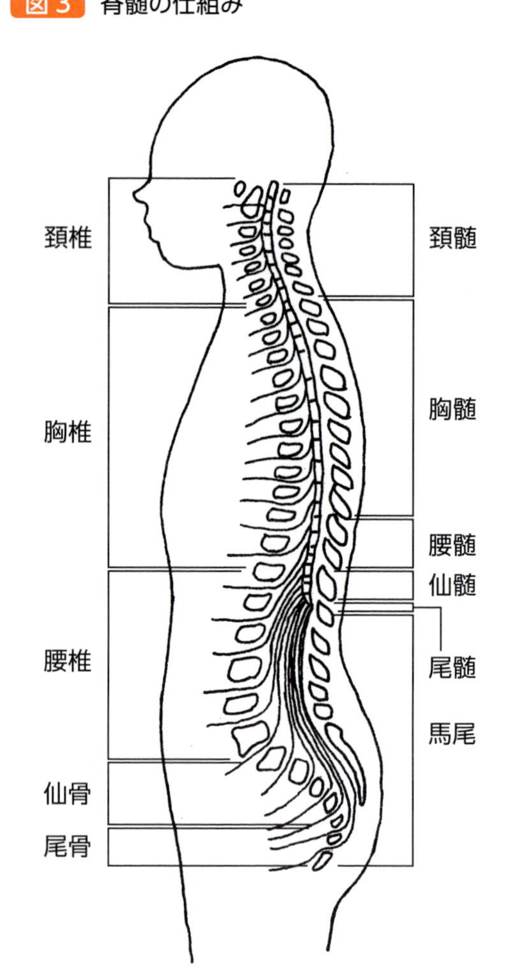

3 神経系は中枢神経と末梢神経の二種類

神経は２つに分類されます。

1. 中枢神経→脳、脊髄
2. 末梢神経→脳神経
   （脳から直接出る視神経、聴神経など）
   →脊髄神経
   （知覚神経、運動神経）
   →自律神経
   （交感神経、副交感神経）

自律神経とは自分の意思とは関係なく、常に変化する身体の状況に対応して調節しながら生命を維持している神経です。交感神経は身体を活発化し、副交感神経は身体を安静にする働きがあり、お互いに相反する作用を及ぼします。

例えば緊張の連続する登攀の時は、アドレナリンが出て交感神経が優位になりますが、登攀が終了して温泉に入った時には、ノルアドレナリンが出て副交感神経が優位になり、リラックスします。

自律神経には呼吸、体温、消化などを無意識にコントロールする役目もあります。

4 呼吸器は口、鼻から肺までの気道と、酸素と二酸化炭素を交換する肺で構成

呼吸運動は肺そのものが運動するのではなく、肋骨についている外肋間筋（がいろっかんきん）による収縮と弛緩（しかん）の運動と、横隔膜の上下運動により肺が膨らんで呼吸します。外肋間筋で行うものを「胸式呼吸」、横隔膜で行うものを「腹式呼吸」と呼んでいます。

胸部には肺、心臓、食道など重要臓器があるために、胸郭（きょうかく）といわれる胸骨や肋骨などの囲いで覆われています **(図 4)**。

肋骨には肺を守る重要な役目があるほか、呼吸に伴っていつも動いています。乳首から垂線を下ろした内側は肋軟骨という生ゴムのような組織でできています。心停止をした時に胸骨圧迫をしても簡単には肋骨が折れないのは、弾力性のある肋軟骨があるためです。

図 4　胸部の構造

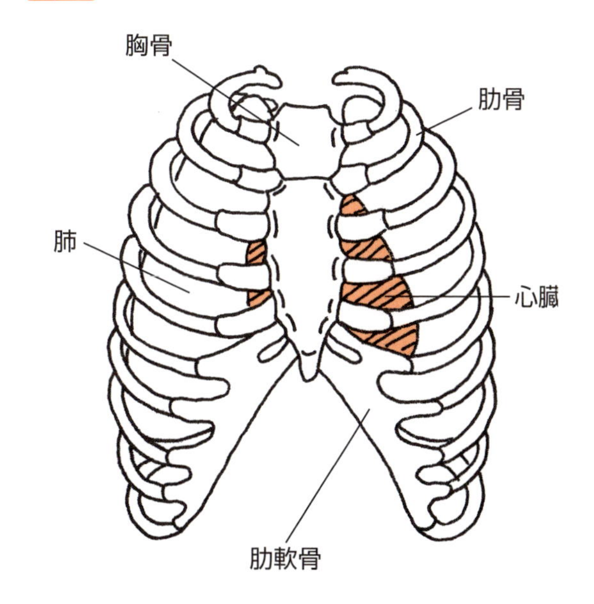

転倒による肋骨骨折は胸部の側面で一番多く見られます。ここを骨折すると咳やくしゃみで強い痛みを訴えます。肋骨の下を肋間神経が走っていて、これが刺激されるためです。また、肋骨骨折は骨折の中でも非常に治癒しやすい骨折です。

胸郭の内部は「陰圧」になっています。多発性肋骨骨折などの胸部外傷を受け、外部と交通ができると胸郭内が「陽圧」になり、風船のような肺はしぼんで呼吸困難になります。胸腔内で出血したり、空気が入り肺を圧迫した状態を「緊張性気胸」といいます。呼吸困難を伴うため、山中で救命することは非常に難しいケースとなります。

人工呼吸をする際は口、鼻から肺までの気道の中に異物があると空気が肺まで十分に入らないので、気道を十分確保することが大切です。意識がなくなると舌の根元が沈み込んで気道を塞いでしまいます（舌根沈下）。気道の空気の通り道をよくする方法には、頭部後屈法と下顎挙上法があります **(図 5)**。

口対口の人工呼吸をする場合は、鼻の穴を指でふさぎ、直接口を付けることを避け、ビニールやハンカチに穴を開けてそこから息を吹き込むようにしましょう **(図 6)**。息を吹き込み、胸が十分に膨らんでいることを確認することが大切です。

図5 気道確保

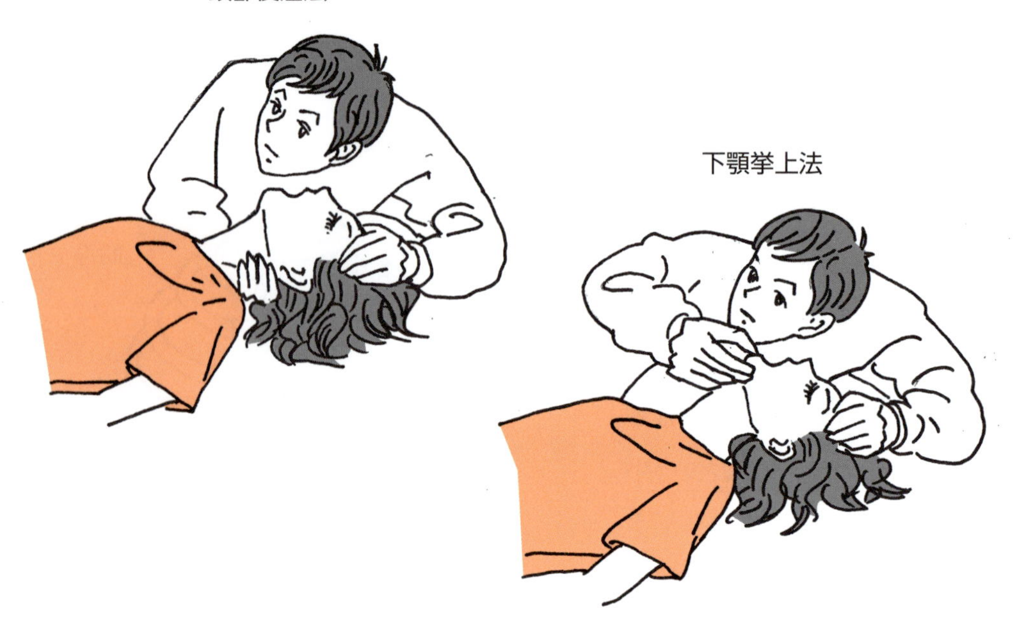

図6 口対口の人工呼吸

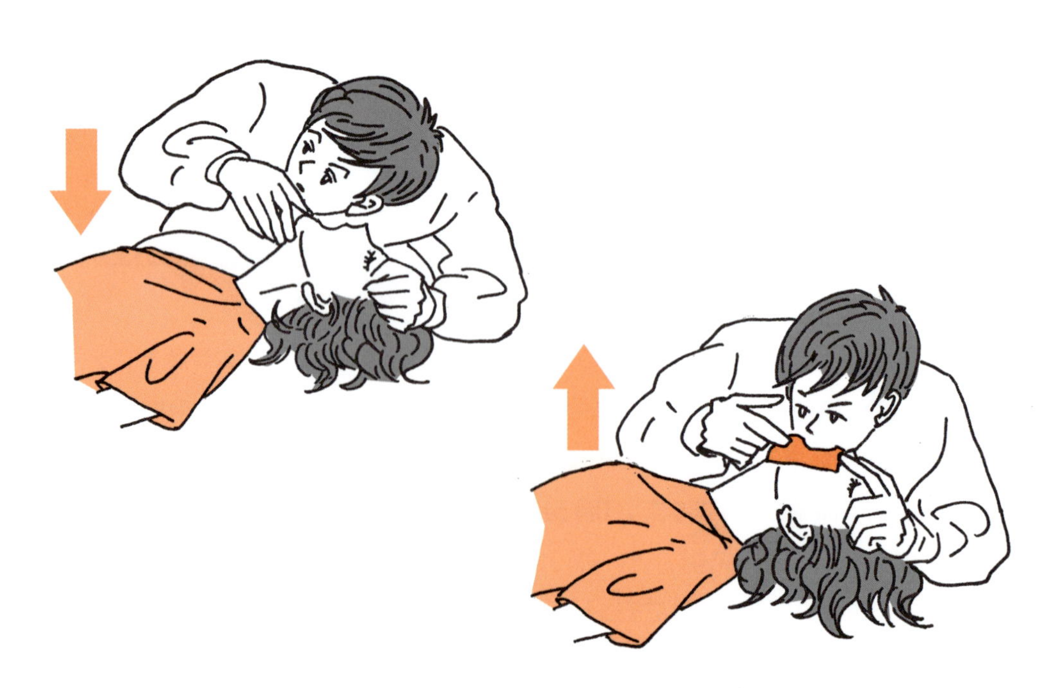

現在の心肺蘇生法は、脳への血流を絶やさないために、胸骨圧迫が人工呼吸より優先としています。

肺の概要

呼吸数	15～18回／分
呼吸量	約500ml/回
肺活量	2000～3500ml/分

5 心臓は身体の隅々まで血液を送り出すポンプ

心臓は母親の胎内にいる時から死ぬまで意思とは関係なく動いています。

心臓は左右の心房と心室の四つの部屋から構成されます。心臓の右側は全身から血液を集め、肺に送り出してガス交換を行い、左側は肺から酸素を含んだ血液が入り、全身にフレッシュな血液を送り出します**（図7）**。心臓は自らリズム（電気的興奮）を作り出して動いています。

図7 心臓の構造

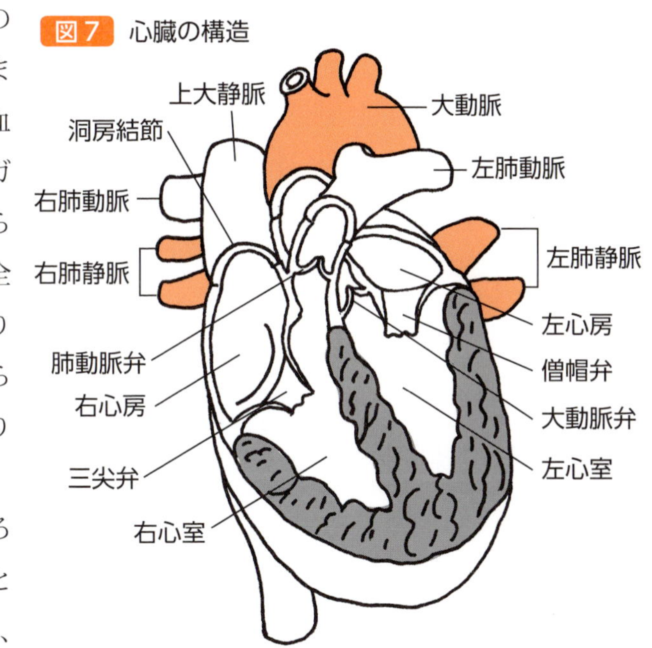

上大静脈の右心房のところにある「洞房結節（どうぼうけっせつ）」というところで電気的興奮が起こり、これが心臓を自動的に拍動させる役目をします。この経路を「刺激伝導系」といいます。刺激伝導系がうまく作動しなくなる病気になると、人工的なペースメーカーを体内に入れて規則的な刺激を心臓に与える必要があります。

心臓に酸素や栄養を運ぶ役目を担っているのが、「冠動脈」です。この動脈が詰まって心筋に血液がいかなくなると、狭心症や心筋梗塞を起こします。高血圧、コレステロール値が高い人は要注意です。

図 8 心室細動

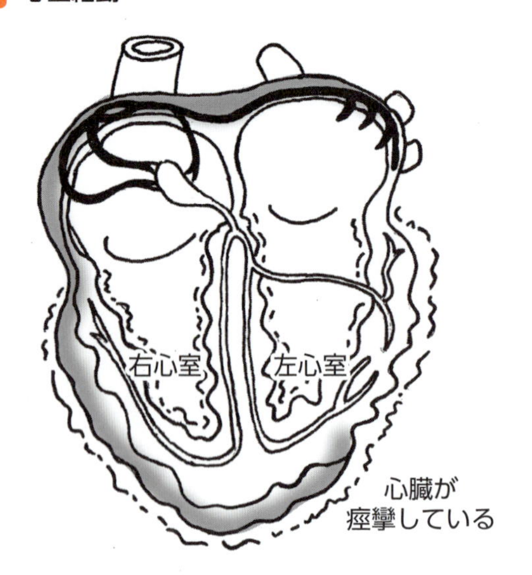

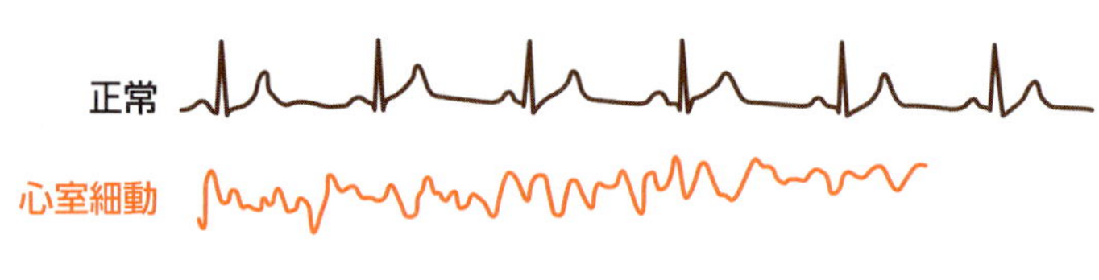

心臓がとまる時には**心室細動**という現象が起こります。

心室の動きに一定のリズムがなく、心臓がブルブル震えるような刻み方になります。心電図で見ると不規則なリズムで心臓が拍動していない状態で、心臓から血液を送り出すポンプとしての能力がない状態です **(図 8)**。これを外から見て判断することは困難です。

AED（自動体外式除細動器）はこの心室細動に反応して、元のリズムを取り戻して正常に心臓が動くようにします。

心臓の概要

心拍数	60 ～ 80 回 / 分 100 回 / 分以上を頻脈（ひんみゃく）といい、50 回 / 分以下を徐脈（じょみゃく）という
心拍出量	70ml（心臓が 1 回の収縮で送り出す血液量）。 心拍数が 70 回 / 分だとすると 70 × 70=4900ml となり、1 分間に約 5000ml の血液を全身に送っていることになる

6 血管と血液は全身に酸素と栄養を供給する

血管は心臓から最初に出て行く時の太さは直径で 2.5cm もありますが、指先の毛細血管は髪の毛よりも細い微小血管になります。

動脈は平滑筋という筋肉に包まれているのでゴムのように弾力性があり、血管の太さを変えることができ、血流や血圧を調整することができます **(図 9)**。静脈は血液を心臓に戻す役目がありますが、血管に筋肉がついていないので、自ら血液を心臓に戻すことがで

図9 血管の構造

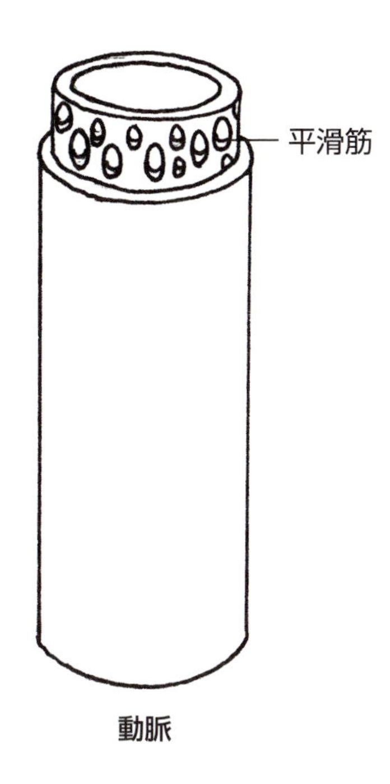

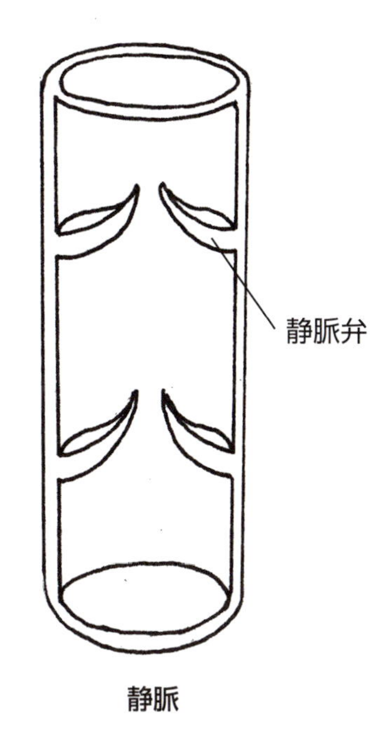

図10 静脈の血液の送り方

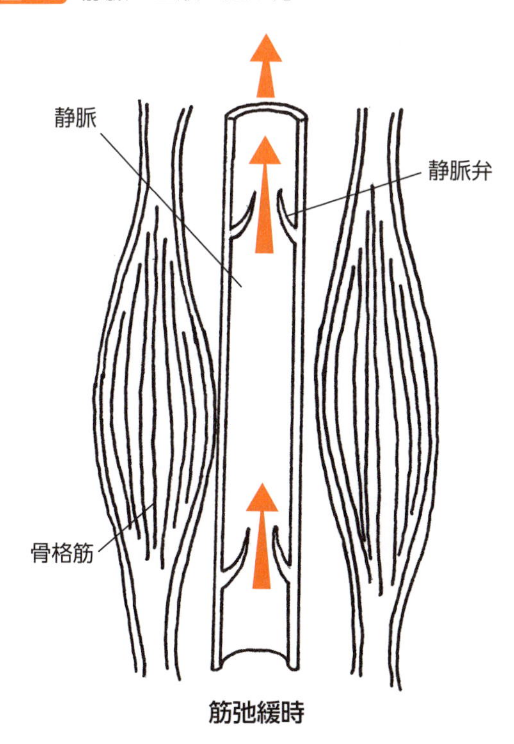

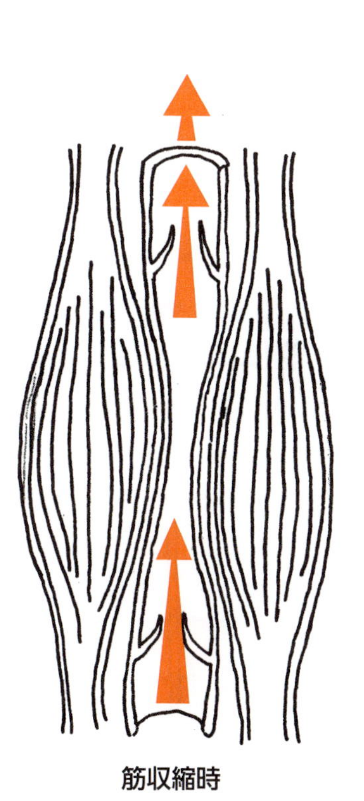

きません。骨格筋が緩んだり縮んだりする運動によって、静脈は血液を心臓に戻します**（図10）**。

静脈は血管内に静脈弁があり、血流が逆流しないようになっています。飛行機の中に長く座っていると骨格筋が動きません。そのため静脈の流れが悪くなって血の塊（血栓）ができ、これが肺の肺動脈に飛んで呼吸困難を起こすのがエコノミークラス症候群です。

地震災害などで長時間車の中に避難していると、これと同じことが起こるリスクが高ま

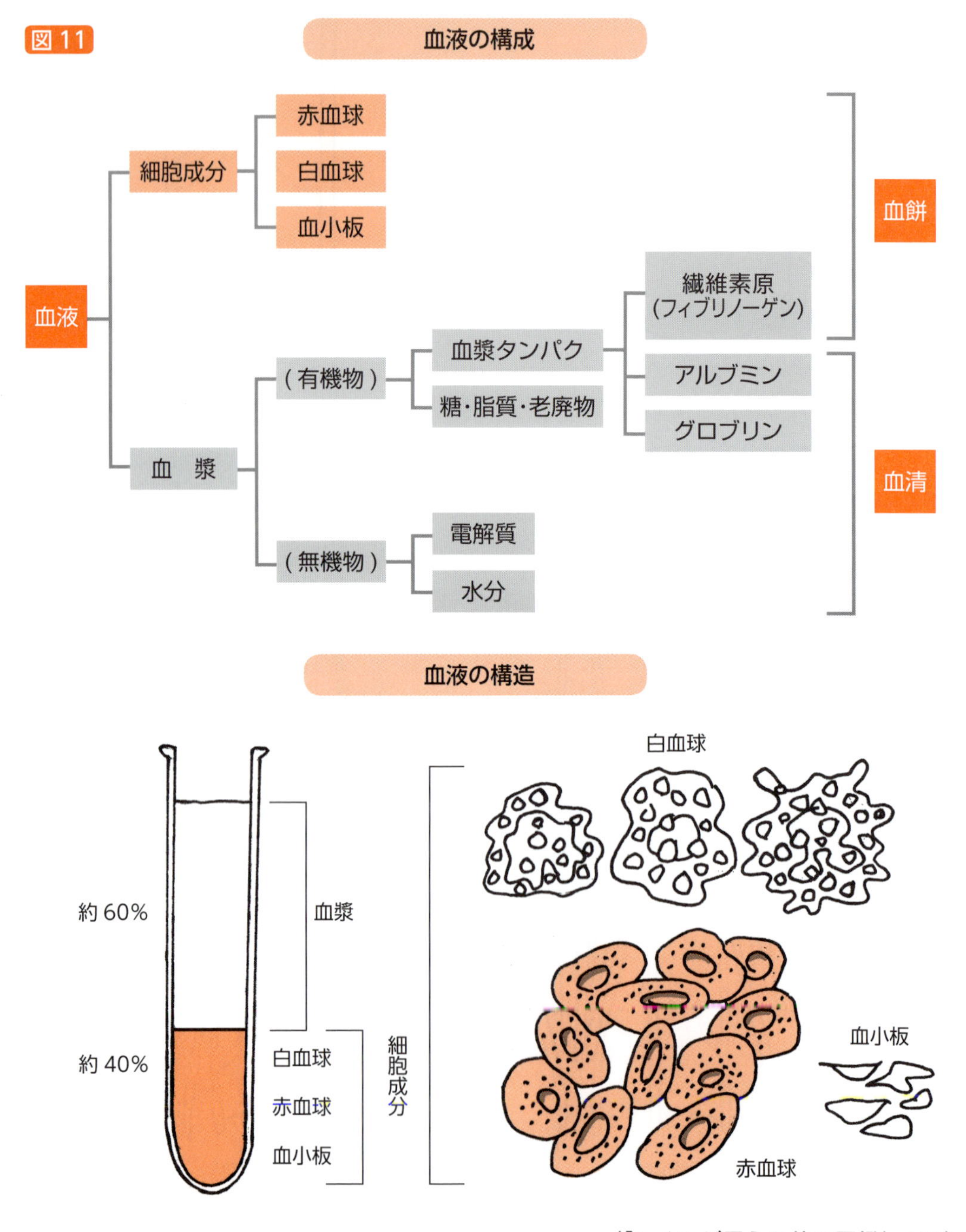

（「しくみが見える体の図鑑」より）

ります。

血液は細胞成分（赤血球、白血球、血小板など）と液体成分である血漿（けっしょう）に区別されます **(図 11)**。その割合は、血漿（水分）60%、血球（固体）40%です。

血液には以下の四つの役目があります。

① 酸素、二酸化炭素、栄養、熱を運ぶ運搬役

② 体液量や身体の酸性、アルカリ性を一定に維持する役目

③ 血管の破れを修復する止血の役目

④ 生体に入ってきた病原菌を処理する役目

赤血球には鉄を主成分とする**ヘモグロビン（血色素）**が含まれています。酸素は鉄分と結合しやすく、肺で酸素を取り込んだヘモグロビンは血流に乗って身体の隅々にまで行き、ヘモグロビンから酸素を放し、組織に酸素を供給します。そして組織内で酸素と二酸化炭素を交換し、二酸化炭素とともに静脈を通って心臓に戻ってきます。

血中のヘモグロビンが不足すると「貧血」になります。貧血になると酸素の運搬量が少なくなりますから、登山は息切れして苦しくなります。ヘモグロビンが酸素と結合する割合を「酸素飽和度（SpO2）」といい、これを測定するのがパルスオキシメーターという測定器です。

酸素飽和度は、平地では通常 98%が正常です。90%以下になると体内に十分な酸素が送り込まれなくなります。

酸素飽和度は高所順応や高山病の指標に用いられます。高所では大気中の酸素濃度が薄いために、人体は赤血球をどんどん増やして少ない酸素を体内に取り込もうとします。すると血液の水分と固体成分の割合が逆転して血液はドロドロになり、濃縮された状態になります。

このため、毛細血管の流れが悪くなり、血管が詰まりやすくなります。高所で生じる凍傷は、寒冷のため血管が収縮していることもあわせ、血流が極端に悪くなり、重症化しやすくなります。また脳内の血管が詰まって意識障害を起こすこともあります。

これを防ぐためにも、高所ではこまめに水分を多く取ることが重要になります。

出血すると動脈からの場合、血圧があるためピュッピュッと勢いがありますが、静脈はジワジワと流れ出るように見えます。

出血はどういうメカニズムで止まるのでしょうか？

出血が止まるメカニズムは複雑で、血小板だけでなく、「血液凝固因子（けつえきぎょうこいんし）」という物質がいろいろと絡み合って行われています。

怪我をした時、真っ先に傷ついた血管壁をふさぐ役目を担うのは「血小板」です。血小板が傷ついた血管のところに集まってきて蓋をするように血栓を作ります。次に血漿中にあるフィブリノーゲンという物質がフィブリン（不溶性の繊維状のもの）に変わり、血栓の上を網状に覆い、さらに強固に血栓を固めて破れた血管壁をふさいでしまいます**（図12）**。

圧迫止血法は、出血部の上を圧迫することによって血流が遅くなり、血小板がその部分に集まり血栓を作りやすくなります。手足からの出血は圧迫法でほとんどが止まります。

一方、山で止めることが困難な出血は、脳出血、胸腔内出血、腹腔内出血、骨盤内出血などです。これらは多量の出血を伴うため「出血性ショック」を起こすことがあります。

頭部、顔面の傷もその大きさに比べ、出血量が多いように見えます。この部位には血管が豊富なため、小さな傷でも出血量が多くなるのです。

人の血液量は体重の8%といわれています。

体重50Kgの人は50（kg）×0.08＝4（kg）で、血液1000mlの重さは約1kgにな

図12 止血の仕組み

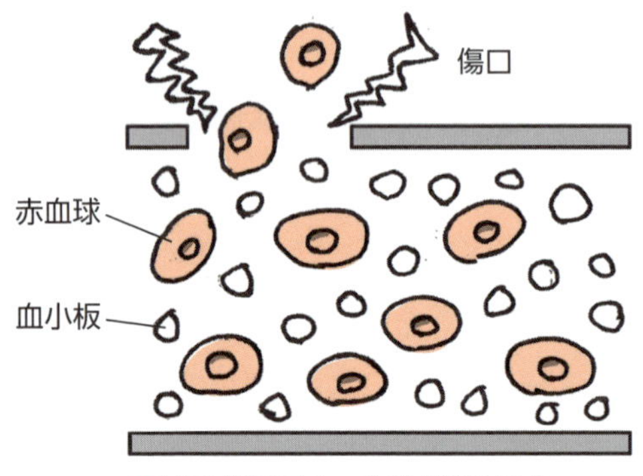

❶血管が破れると、血液が流れ出す。

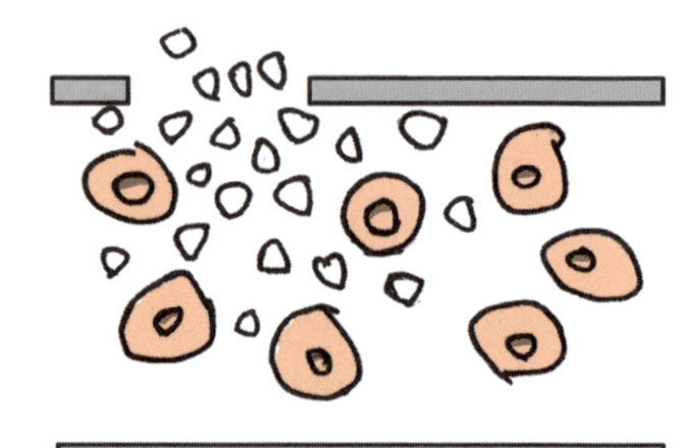

❷破れた血管の箇所に血小板が集まってくる。

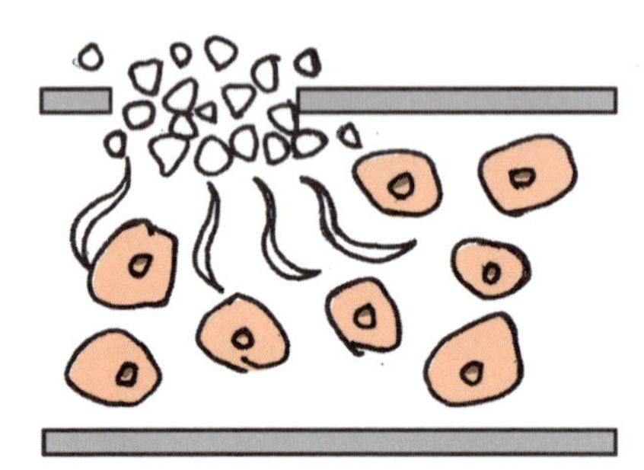

❸血小板がトロンボキナーゼという物質となり、これが血漿中のフィブリノーゲンに働きかける。

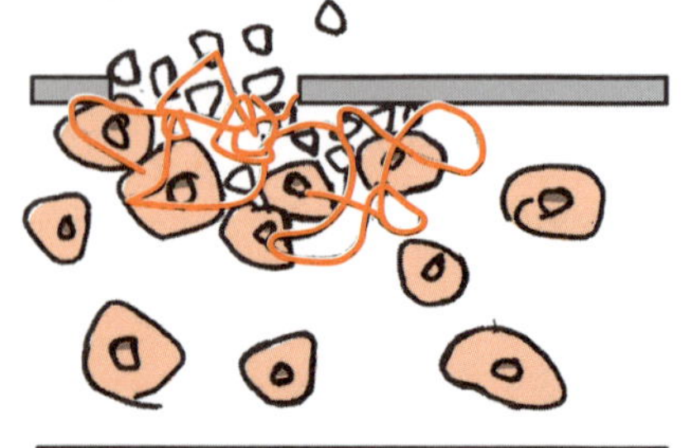

❹フィブリノーゲンがフィブリン（繊維状のもの）に変わり、血栓の上を網状に覆いかさぶたになる。これは血餅となって固まったもの。

（「からだのしくみ事典」より）

るので 4000ml の血液が体内に流れています。

全血液量の 20%を失うと「出血性ショック」を起こし、30%を失うと死亡します。体重 50kg の人ならば、約 1200ml の出血があると、生命の危機状態になります。

7 骨と筋肉は身体を支え、運動させる

骨は身体を支える屋台骨です。骨の中にはカルシウムを蓄えています。骨皮質(硬い所)と骨髄(海綿質)からできていて、骨膜に覆われています **(図 13)**。骨髄では血液が作られています。

図 13 骨の拡大断面図

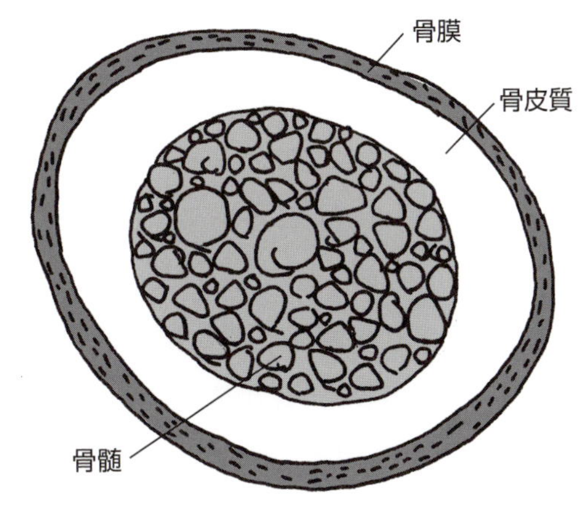

全身の骨の数は 206 個あります。

骨には骨を作る「骨芽細胞」と骨を溶かす「破骨細胞」があり、常に新しい骨に作りかえて、強度を保っています。骨を作る細胞と骨を壊す細胞は一定のバランスを保っていますが、年齢とともに(特に女性)そのバランスが崩れると骨がもろくなる「骨粗鬆症(こつそしょうしょう)」になることがあります。骨の強度が弱くなると、転倒した時に骨折しやすくなります。

また、山で高齢者が転倒した場合、腰椎、手首、股関節部の骨折をする例が多く見受けられます。

骨折は直接的、間接的に外力が加わることによって骨が変形し、破壊されたために骨としての連続性が断たれたものをいいます。

骨折には大きく以下の 3 つがあります。

①外傷性骨折(外力によって起こった骨折)

②疲労骨折(繰り返し同じ場所に外力が加わったために起こる骨折)

③病的骨折(骨の病気で折れる)

また、骨折は折れ方によって横骨折、斜骨折、螺旋骨折、粉砕骨折、圧迫骨折 **(図 14)** などありますが、どういう折れ方をしているかはレントゲン写真を撮るまでわかりません。

骨折では、皮下で骨が折れた「皮下骨折」と骨折部位が皮膚を突き破った「開放骨折」があり、FAでは、その取り扱い方が違ってきます。

図14 骨折の形状などによる分類

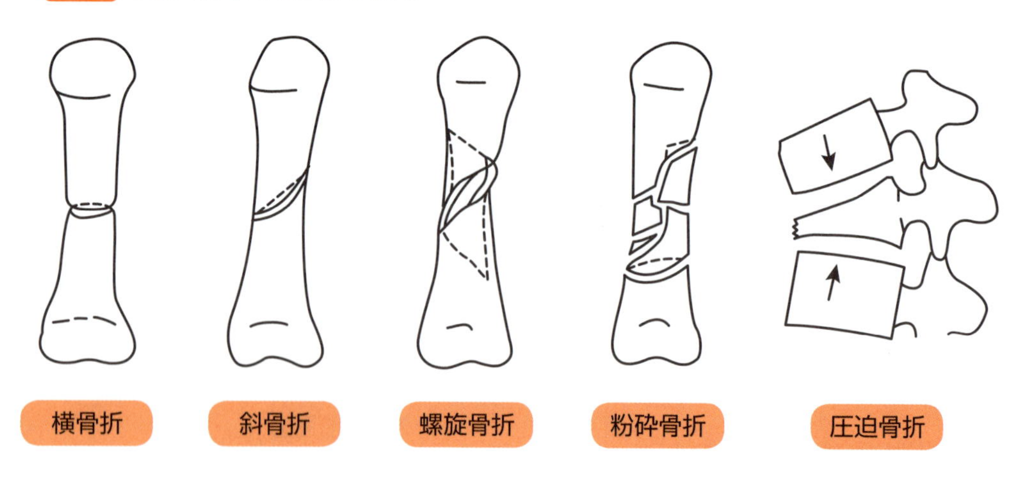

骨折の治る過程は３段階になっています。

①炎症期　骨折部位に炎症を生じ、１週間程度出血し、血の塊を作ります。この血の塊に新しい毛細血管が作られます。

②③仮骨（かこつ）形成期　血の塊が肉芽組織（若い肉の盛り上がり）に変わり、柔らかい線維性の仮骨(軟骨形成)ができます。そこに石灰沈着が起こりより丈夫な仮骨ができます。

④リモデリング期　骨折以前と同じように骨折部位を整える時期。

骨折は折れた形状と場所によっても違いますが、治癒には平均して３～５週間を要します**（図15、16）**。

図15 骨折の治癒過程

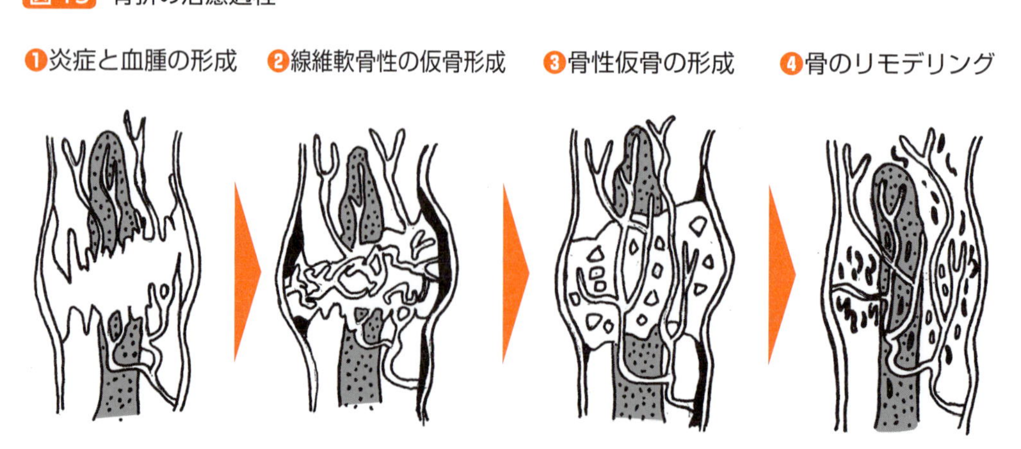

（「しくみが見える体の図鑑」より）

図16 レントゲン写真で見る骨折の治癒の様子

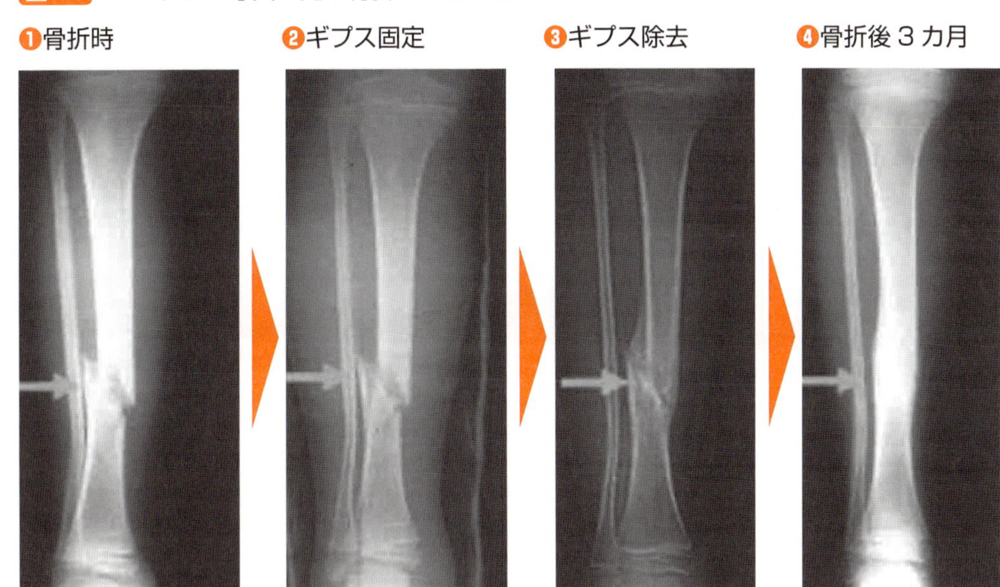

関節には股、膝、足関節などの体重のかかる関節と肩、肘、手首などの体重のかからない関節があります。体重のかかる関節を**荷重関節**といいます。登山ではこの荷重関節にかなりの負荷がかかっています。

関節の動く範囲を「可動域」といいます。肩関節のようによく動く可動域の広い関節は、それが不安定要素になり「脱臼」しやすいという欠点があります。

膝関節は人体のクッションの役目をしています。そのため登山中には膝のトラブルがしばしば起こります。膝関節は左右にぶれないように内側と外側に側副靭帯、前後にずれないように十字靭帯、クッションの役目をする半月板、関節内に滑液という潤滑油、関節表面は厚い軟骨ですべりやすくなるように構成されています **(図 17)** 。

山で転倒して膝を痛め、膝関節内部の損傷などが生じると関節内出血が起こり、出血により関節内部の圧力が高まって関節が腫れ、歩けなくなります。膝関節内の損傷は、「膝内障」と呼ばれています。

膝は常にその人の体重分の負荷が加わり、関節としては最も酷使されるため、年齢と共に関節軟骨が傷んで関節の変形をみることが多くなります。そのため、高齢者は「変形性膝関節症」になりやすく、これが登山に大きな影響を与えるようになります。

人間にとって手指の機能は非常に大切です。

手指には、「握る」「つまむ」の二つの機能しかありません。指は屈筋腱（指を曲げるための腱）と伸筋腱（指を伸ばす腱）が、操り人形のように腱を引いたり伸ばしたりすることで動いています。この腱が切れると指が動かなくなります。

手の怪我は、場合によっては後に機能障害を起こすこともあるので、あなどってはいけません。

筋肉の中でも骨格筋は収縮することによって骨を動かし、関節が動き、手や足の運動が起こります。

骨格筋は「体熱」もまた、産み出します。筋肉が動くことによってできる熱は、筋肉内に網目のように張り巡らされた血管を通じて血液に熱を伝え、体温を一定に保ちます。

図17 膝関節の構造

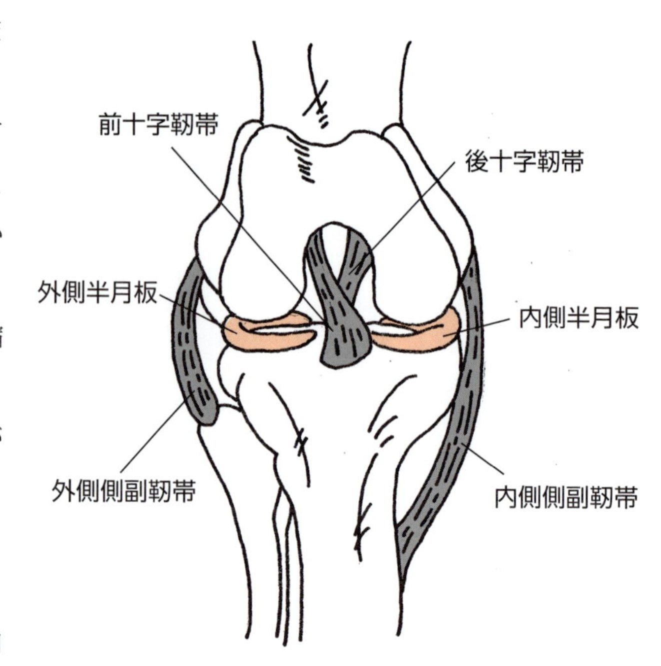

歩く、登る、下るには大腿部の筋肉が最も使用されます。太ももの大腿四頭筋は膝関節を伸ばす役割をし、太ももの後面のハムストリング(大腿二頭筋+半膜様筋+半腱様筋)は膝関節を曲げる役割をします**(図18)**。

スポーツ中に「肉離れ」を起こす場所はハムストリングとふくらはぎの腓腹筋が最も多く、年齢とともにここの筋力が低下して思わぬところで転倒することがあります。この筋肉の衰えは登山する上で大きく影響します。身体への負荷が少ない割に、筋肉を鍛えるのに適している運動には水泳、自転車によるトレーニングがあります。

8 アレルギー反応のメカニズム

登山中に花粉などでアレルギーを起こすことがあります。なかでも、蜂毒による過剰なアレルギー反応が生じるアナフィラキシーショックを知っていますか?

アレルギーが起きるメカニズムの説明は簡単ではありません。

アレルギーを起こす物質には知られているだけでも、花粉、卵、そば粉、薬、蜂毒など様々あります。これらを「抗原・アレルゲン」と呼んでいます。

人は自分にとって都合の悪い敵(抗原)が入ってくると、これに抵抗する自分の防衛軍「抗体」ができます。この抗原と抗体の戦いが「抗原抗体反応」=アレルギー反応ということ

図18 脚の骨と筋肉

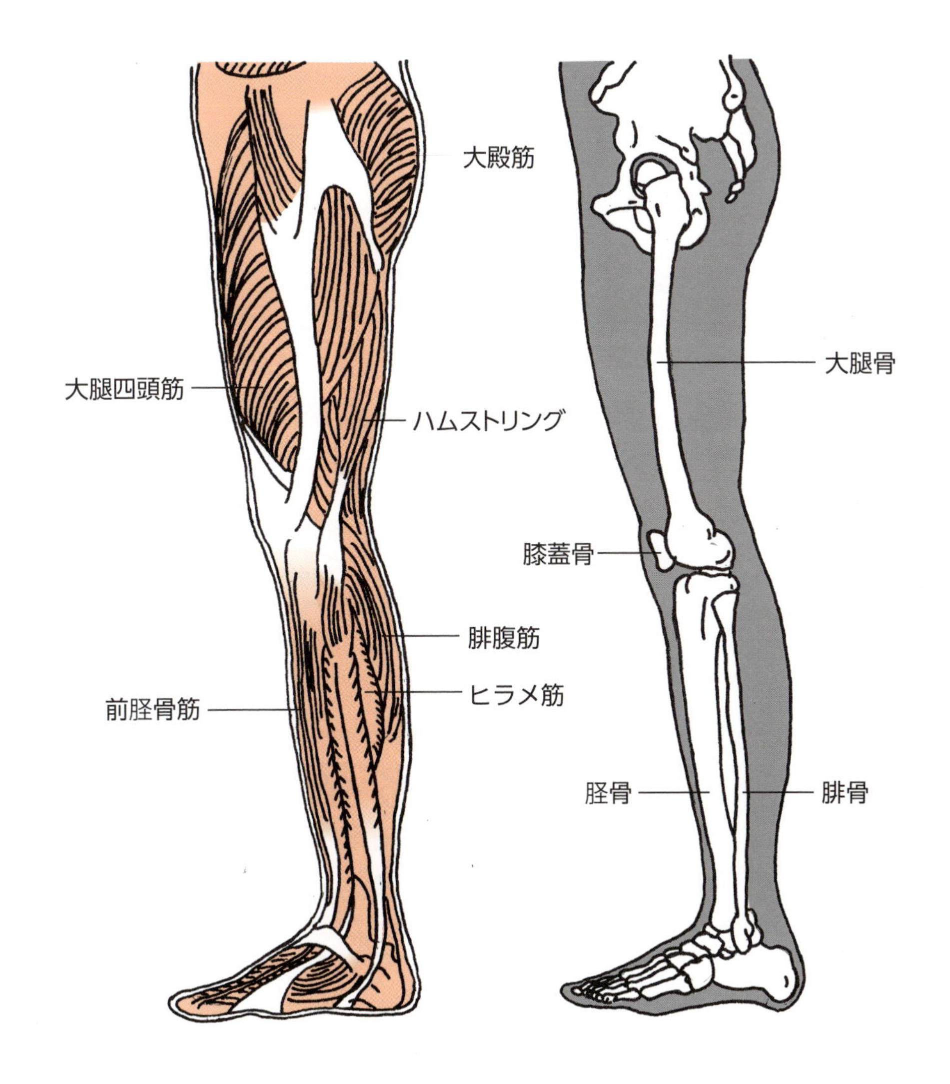

になります。自分にとって有害と認定した物質に過剰に反応するために、逆に自分に対してマイナスとなるアレルギー症状を起こしてしまうのです。

敵（抗原）が入ってくるとこれをやっつけようとリンパ球の「B細胞」が反応して自己防衛軍である「免疫グロブリンE」（抗体）が放出されます。これがアレルギーを引き起こす物質（ヒスタミン）を多く含んだ肥満細胞の表面にアンテナを張り巡らします。このアンテナに抗原が引っ掛かると過剰に反応し、肥満細胞からヒスタミンを放出してアレルギー反応を起こします **（図19）**。

ヒスタミンが放出されると、血管が拡張し、目が充血し、むくみ、くしゃみ、鼻水、かゆみなどの症状が出ます。アナフィラキシーショックとは外から入ってきた抗原に短時間

図19 アレルギーが起きるプロセス

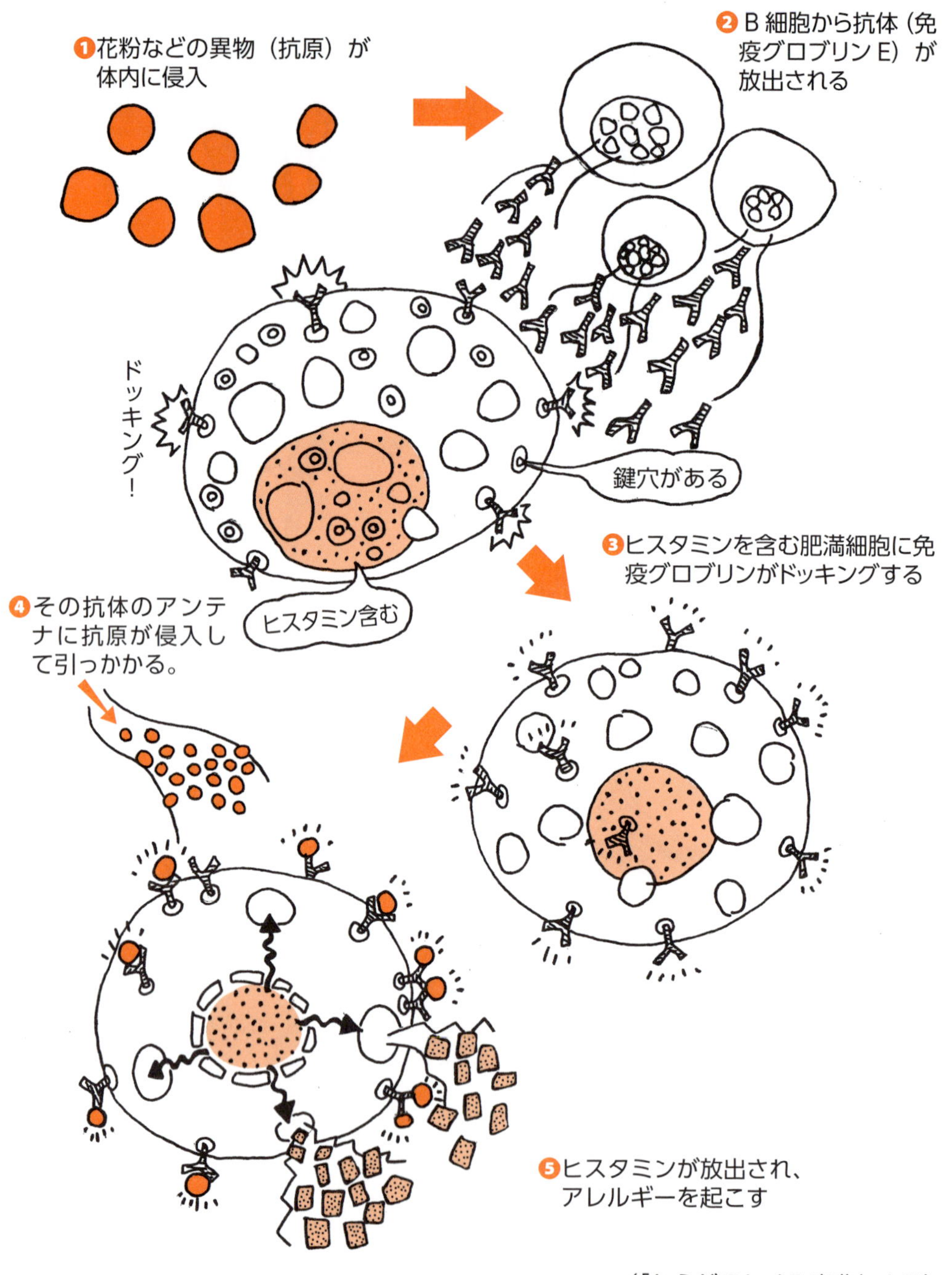

（「からだのしくみ事典」より）

（約 10 分）のうちに過剰な免疫反応を起こし、毛細血管が拡張して血圧が下がりショック症状を起こすことをいいます。その原因となるアレルギーは、薬物→蜂毒→食物の順で起こす割合が高いといわれています。

山でスズメバチに刺されて、初回からアレルギーを起こす人もいれば、起こさない人もいます。蜂毒アレルギーを持つ人でも 80％～ 90％の人はアナフィラキシーショックを起こすことはありません。症状としてはまぶたや唇の腫れ、じんましんを発症しますが、ショック状態になると血管が拡張して血圧低下、気管支けいれんを起こし呼吸困難を起こすなど、生命の危機状態に陥ります。

アナフィラキシーショックは短時間で起こるので、速やかにこれに対応できる自己筋肉注射「エピペン」（商品名）を打つ必要があります。エピペンは応急的な処置ですので、速やかに病院に行きましょう。

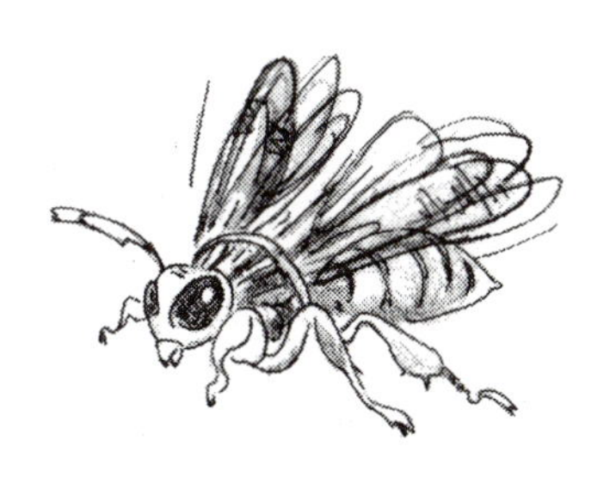

エピペン

アナフィラキシーショックは短時間で起こり、最悪、死に至ることがあります。速やかにこれに対応するには「エピペン」（商品名）という自己筋肉注射をする必要があります。

エピペンとはアナフィラキシー症状の進行を一時的に緩和し、ショック状態を防ぐための応急的、補助的な注射で、決してアナフィラキシーを治す薬ではありません。成分はアドレナリンといって、血管を収縮させる作用のある薬です。

その効果は症状の緩和であり、短期間の効果なので早急な救助要請が必要になります。

エピペンが必要と思う人は、アレルギー科（内科）を受診し、医師とよく相談して使用法などの説明を受けて処方してもらいましょう。エピペンの投与実施者は本人、家族、学校教員、救急救命士で、投与に関する講習を受けた人に限られます。有効期限は1年間です。保存に温度管理が必要な薬剤ですから、夏山や気温の高い時に持参する時は、十分に気をつけなければなりません。

アナフィラキシーショックを起こすような蜂毒を持っているのはスズメバチ、アシナガバチが主です。夏から秋にかけて山でよく見かけますが、思わぬところに巣があったりして、蜂に襲われたニュースもよく聞きます。

化粧水の匂いやひらひらする衣装に好んでよってくる性質があるので気をつけましょう。

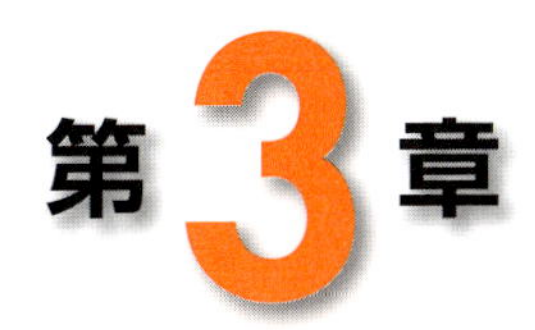

第3章

ＦＡは傷病者の評価が最も大切

目の前にいる傷病者の症状の見分け方で最も大切なことは「重症度」と「緊急度」を評価することです。

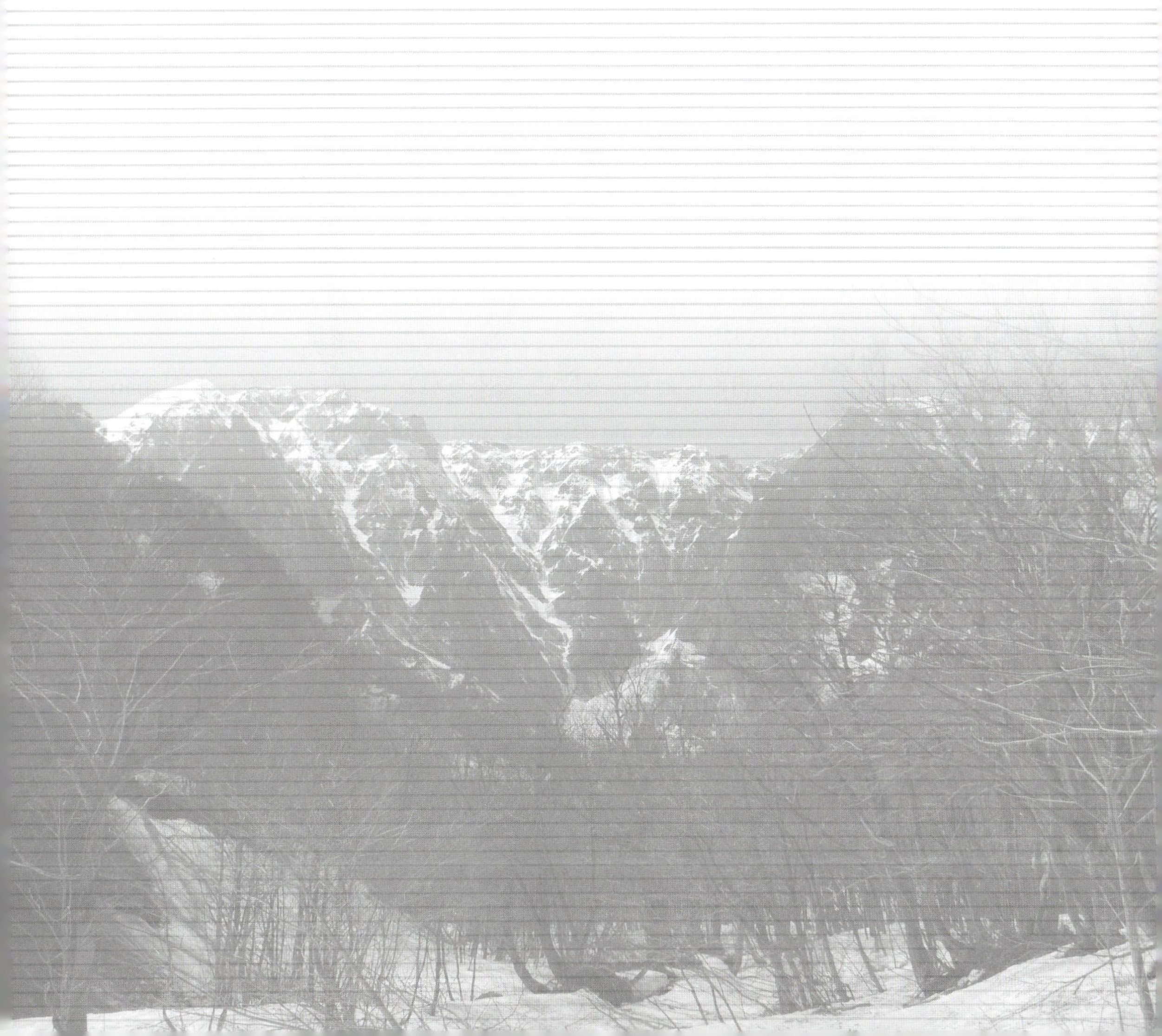

「重症度」とは外傷などにより、どれだけ生命が脅威にさらされているかの程度で、傷病そのものの「重さ」をいいます。「緊急度」とはその脅威がどれだけ切迫しているかの尺度で、時間的猶予がない場合と症状の変化の速いことが予測される場合をいいます。

例えば、頭を打って意識障害がある時、出血多量でショック状態の場合は、重症度も緊急度も高く、迅速に救助要請を出す必要があります。

手足の骨折は重症度も緊急度も比較的高くありません。しかし、これが開放骨折になると骨髄感染を起こすおそれが非常に高くなるため、緊急度は高くなります。

生命に直結する傷病とは脳、脊髄、肺、心臓、腹部などの病気や外傷であり、重症度、緊急度が高くなります。傷病者のいる現場で、あなたは見て、聞いて、触ってなど五感を使って評価します。その結果、生命に少しでも関わると予想されるのであれば、「**悪い方に判断し**」、救助要請を出す判断材料にしましょう。

以下に記すことは、傷病の重症度、緊急度に関わる評価の仕方です。

1 意識の評価

山で傷病者に遭遇した時、最初に、「どうしました？」「大丈夫ですか？」と声をかけるでしょう。あなたの問いにその人がどう反応するかが意識の評価になります。問いかけへの反応が鈍ければ「重症度」「緊急度」が高くなります。意識障害は脳機能障害ですから、脳の障害を起こしているかもしれません。

意識障害は、①問いかけに対する応答、②問いかけに対する開眼、③痛みに対する反応──がその評価になります。

これを数値化したのが日本で最も普及しているジャパン・コーマ・スケール（Japan Coma Scale）です**（表 2）**。Coma Scale の評価は 3 段階 9 項目に分かれています。

Coma とはこん睡状態のことをいい、覚醒（かくせい）とは目が覚めていることをいいます

表の見方は

Ⅰは呼びかけに対して応答できるか（覚醒しているか？）→「声の反応」

Ⅱは呼びかけに対して開眼できるか？（刺激に覚醒？）→「目の反応」

Ⅲは痛み刺激に反応できるか？（覚醒していない？）→「痛み反応」

となっています。

この意識評価法をすべて覚えていることは難しいでしょう。

救助を要請した時に、「どういう意識ですか？」と聞かれたら「呼べば答えます」「呼べば眼を開けられます」と答えてもいいでしょう。「腕をつねっても全く反応ありません」と

表2　ジャパン・コーマ・スケール（Japan Coma Scale　JCS）

Ⅰ刺激しなくても覚醒している状態 1：だいたい意識清明だが、今ひとつはっきりしない 2：見当識障害（自分がなぜここにいるのか、ここはどこなのか、といった状態が理解されていない状況）がある 3：自分の名前、生年月日がいえない
Ⅱ刺激すると覚醒するが、刺激をやめると眠り込む状態 10：普通の呼びかけで容易に開眼する 20：大きな声または身体を揺さぶることにより開眼する 30：痛み刺激を加えつつ呼びかけを繰り返すとかろうじて開眼する
Ⅲ刺激をしても覚醒しない状態 100：痛み刺激に対して払いのけるような動作をする 200：痛み刺激で少し手足を動かしたり、顔をしかめる 300：痛み刺激に反応しない

いう状態だと、表の数値で見ると、Ⅲの 300 で最も意識状態が悪いということになります。**「応答反応」**→**「開眼反応」**→**「痛み反応」**が意識の重症度をみる順序と覚えておくといいでしょう。意識レベルは傷病によって変化することがあるので、時間経過とともに再度判定することが大切です。

意識レベルが低下する要因には、

1）頭部外傷	5）低体温症
2）脳内出血	6）低血糖症
3）脳梗塞	7）ショック状態
4）熱中症	

などがあります。

2 まつ毛と瞳孔は脳障害をみる窓

まつ毛を指で触るとまばたきをします。これを睫毛(しょうもう)反射といいます。まつ毛に触ることで脳が反応し、顔面神経に作用して顔面筋が動き、まばたきが起きるのです。この反応が起こらなければ脳活動のレベルが落ちていることになります。

まぶたを開いて目にヘッドランプの光を当てると、まぶしさのために瞳孔が小さくなり、ヘッドランプの光を外すと瞳孔は元の大きさになります。これを瞳孔(どうこう)反射といい、この光に対する反応があることが、脳が生きているという証拠になります。

瞳孔が光に対して反応しなくなり、瞳孔が広がったまま（5mm 以上）になると、心停止状態です（瞳孔散大）**(図 20)**。

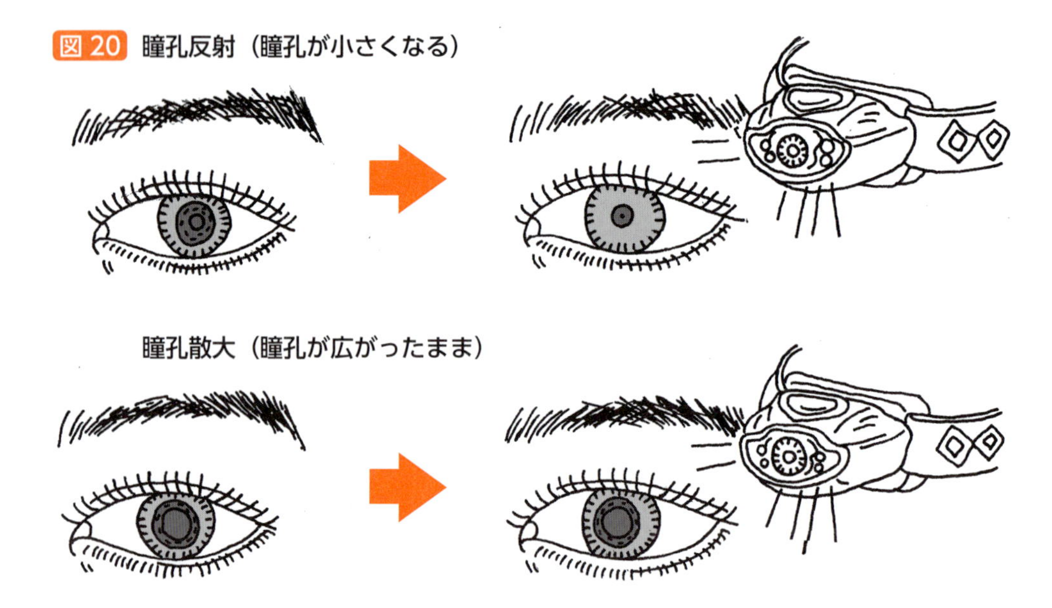

図 20 瞳孔反射（瞳孔が小さくなる）

3 血圧計のないところで血圧を知る方法

正確な血圧は血圧計がなければ測定できませんが、脈拍に触れるだけでもおおよその血圧を知ることができます。血圧を知ることは心臓が動いていることであり、脳や肺などの器官に有効な血液が届いているかどうかを確かめることにつながります。

心臓が縮んで血液を送り出す時の圧力を収縮期血圧といい、心臓が拡張して血液が戻ってくる時の圧力を拡張期血圧といいます。

標準的には、130mmHg 未満（収縮期血圧）／80mmHg 未満（拡張期血圧）が正常血圧の範囲とされています。

脈拍数を測定する時は、示指（人差し指）、中指、環指（薬指）の三本の指で動脈の波動を感じるようにして測定します。普段、脈拍数を測るのは手首の親指側の橈骨動脈（とうこつどうみゃく）の脈拍です。ここで脈が触れただけで収縮期血圧は80mmHg以上あります。首の頸動脈で脈が触れると収縮期血圧は60mmHg以上あります（**図21**）。

ショック状態とは何らかの原因で、血圧計を使って測っても収縮期血圧が90mmHg以下に下がった状態をいいます。その時、顔面が蒼白になったり、唇が紫色になるチアノーゼという低酸素血症になっています。

脈で血圧を知ることはできますが、普段から意識して触っていないと、いざという時に迷ってしまいます。上記の知識を生かすためにも、普段から手首や首の脈拍に触れ、その感じを体験しておいた方がいいでしょう。

図21 頸動脈に触れて脈拍を知る方法

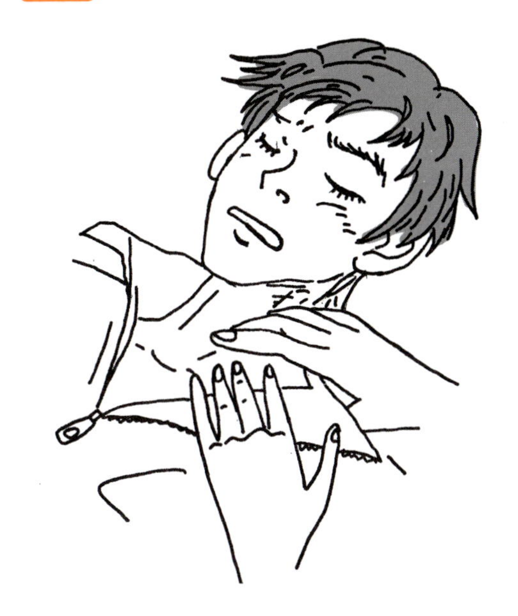

4 神経マヒの見方

外傷などで神経マヒを起こしているかどうかを評価しなさいとなると、専門的になり、登山者には難しい話です。しかし、マヒがあるかないかはFAの処置、搬送法における重要な注意点になります。

末梢神経に知覚神経、運動神経があることは前述した通りです。人間の体は左と右の半分に分けられ、神経の分布もそれに伴っています。左と右で知覚や運動に差があれば、弱い方にマヒがあることになります。

傷病者の感覚（知覚）を調べる時は、紙や布などの無機質なもので皮膚を撫でるように触ってみます（指で触ると自分の感覚が入って客観的な感覚評価ができません）。人間の体表面の皮膚感覚はみな同じなので、もし右手の感覚が左手より弱いのであれば右手と顔面の感覚を触ってみます。顔面に比べて右手の方の感覚がやはり弱ければ、右手に神経障害があると判断できます。

運動神経の障害は、関節が動くか筋力があるかないかで判定します。

上肢の最も簡単な筋力の判定は、握力の左右差で評価します。傷病者と握手してその握る力に左右差があれば、握力の弱い方にマヒを疑います。左右どちらかの上肢がダラリとしていれば、運動神経のマヒと考えます。脳梗塞の場合、「前へならえ」をしてもらうとマヒ側の腕が下がり、正常な「前へならえ」ができずダラリと下がった方にマヒがあることがわかります。

外傷であれば頚椎損傷、病気であれば脳梗塞や脳内の障害が考えられ重症度も緊急度も上がります。安静を要すために、搬送には十分な配慮が必要です。

傷病者を受け入れる病院はこんな情報が欲しい（表 3）。

5 バイタルサイン

バイタルサイン（生命兆候）とは、人間が生きていることを示す指標で、呼吸をし、心臓が動き、一定の血圧を保ち、体温を保ち、意識がはっきりして、受け答えをすることができることです。

呼吸は胸の動きをよく見て、口や鼻に顔を近づけて空気の動きを確認します。気道に雪や異物が詰まっている時は、これを速やかに除去して気道を確保しなければいけません。

手袋をした手で口の中に指を入れて異物をかき出しましょう **（図 22）**。

血液循環は脈拍と血圧を知ることで正常か異常を知ることができます。脈は手首の脈が触れるところで 1 分間の脈拍数を測定します。血圧は前述したように手首で測定できれば収縮期血圧が 80mmHg 以上、頚動脈で触れれば 60mmHg 以上あります。

このようにバイタルサインは五感をフルに使って測定し、それを評価することになります。

ショックとは、急激に全身性の循環障害（血液量の減少）を起こしたために、脳や心臓などの重要臓器で十分な血液が得られない様々な異常状態と定義されています。

血圧が低下し、脈拍の減少が伴う出血性ショックが主なものですが、心筋梗塞による

図 22 気道の確保

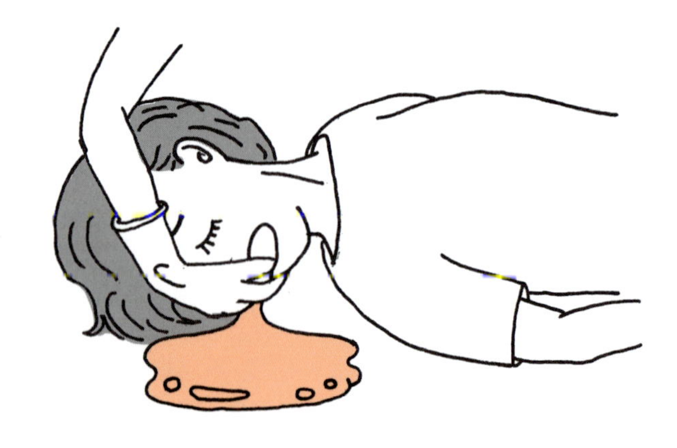

手袋をした手で、口の中に指を入れて異物などを掻き出す

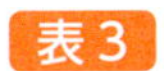
表3

傷病者チェックシート

現場から救助隊および病院への情報

日　時	月　日　午前・午後　時　分
事故発生時間	午前・午後　時　分
氏　名	男・女　年齢
原　因	転倒　転落　滑落　落石　雪崩　その他（　）
部　位	頭部　頚部　胸部　腹部　骨盤　上肢　下肢
左　右	右　左　両側
出　血	なし　多量　中等量　少量　継続中　止まっている　場所（　）
意　識	ある　なし　低下　（JCS　点）
瞳　孔	光反応ある　光反応なし
呼　吸	ある　なし　弱い
脈　拍	正常　弱い　（　回／分）
痛　み	ある　なし　（場所　）
痙　攣	ある　なし
マ　ヒ	ある　なし
嘔　吐	ある　なし
顔　色	普通　悪い　チアノーゼ
精　神	普通　不穏
記　載　者	連絡先

このページをコピーしてFAキットの中に入れて必要に応じて使用してください

心原性ショック、脊髄損傷による神経性ショック、感染による感染性ショック、蜂毒によるアナフィラキシーショックなどがあります。

外傷性ショック（出血性ショック）は多数の損傷による出血があり、血圧が下がり血液量が減少することで、①顔面が蒼白になり、②脈拍が弱くなり、③虚脱状態、④発汗、⑤呼吸障害を起こし、全身状態としては生命の危機となります。

この時は気道の確保、人工呼吸、低体温の予防などの全身管理をしながら救助を待ちます。爪をつまんで母指で押して離した時に、爪のピンク色が2秒以上たっても戻らない場合はショックの兆候ありと判断できます（爪床圧迫テスト）**（図 23）**。

現場における傷病者の全身的評価（意識、気道を含む呼吸、循環）が低い時は、気道確保、胸骨圧迫、人工呼吸の蘇生術にただちに移行することになります。

図 23 爪床圧迫テスト

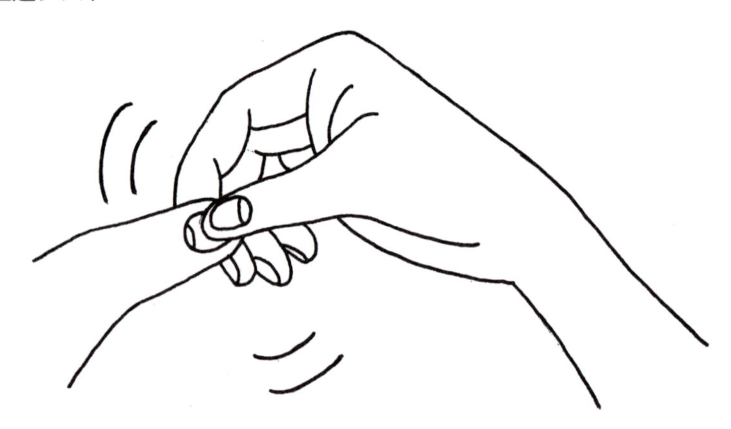

親指の爪を押して、色の戻り具合でショックの有りなしを知る

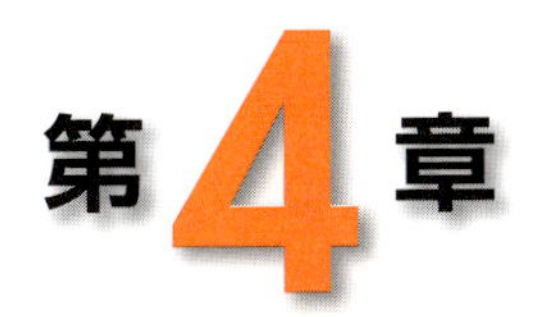

第4章

心肺蘇生法 C.P.R
(Cardio Pulmonary Resuscitation)

心臓の動きや呼吸が止まってしまって心肺停止になったとき、少しでも早く気づいて適切な処置を行い、その結果早期に呼吸や心臓の動きが回復すれば、意識の回復や社会復帰といったよい結果につながります。

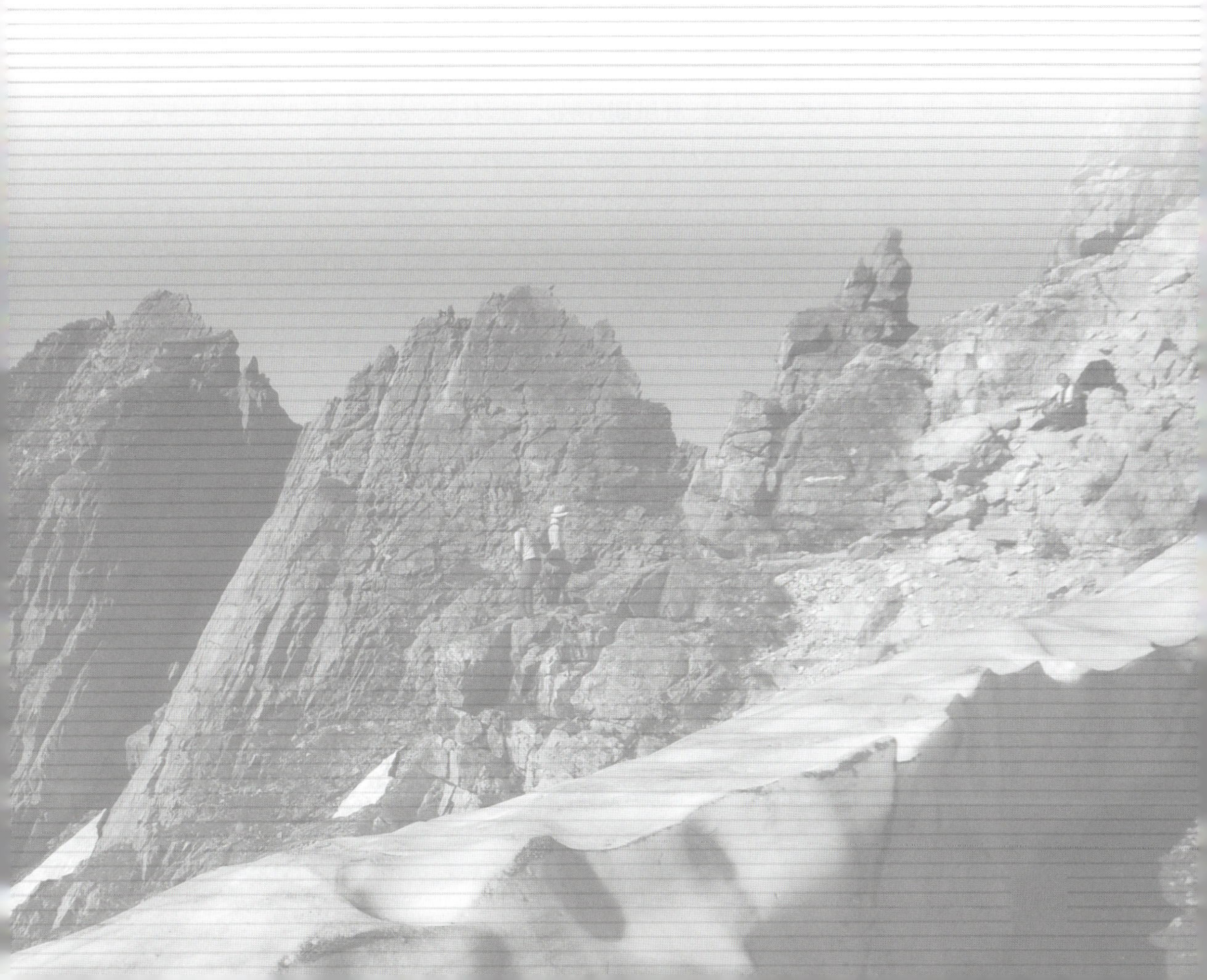

心肺停止とは

心肺停止とは、心臓の動きや呼吸が止まってしまった状態を表します。心臓や肺自体のトラブル、窒息、怪我や病気に伴う大出血、脳や脊髄の障害といった、様々な原因から起こります。心臓は血液を体中に送るポンプの役割を果たしており、呼吸によって空気中の酸素が肺で血液に取り込まれます。心肺停止状態が続くと、身体の組織において酸素欠乏に伴うダメージが進行し、やがて死に至ります。居合わせた人が心肺停止に少しでも早く気づいて適切な処置を行い、その結果早期に呼吸や心臓の動きが回復すれば、意識の回復や社会復帰といった、よい結果につながります。

心肺停止に気づくには

心肺停止状態の傷病者は、通常身体の動きがなく、呼びかけなどの刺激を加えても反応がありません。深く眠っている人も、一見身体の動きがなく、呼びかけても反応しないことがありますが、よく見ると肩や背中、胸が呼吸によって動いているのが分かります。普段からこの「呼吸の動き」「正常な息づかい」を見慣れていると、異常な呼吸を見たときに「何か変だな？」と感じるかもしれません。

心臓や呼吸が止まりそうな人は、**死戦期呼吸**と呼ばれる、あえぐような息づかいをしているのに胸や腹が動いていなかったり、意識がなく身体をけいれんさせたり、といった症状を呈することがあります。このように息づかいや刺激への反応、身体の動きに異常を感じたら、それらはごく短時間のうちに心臓や呼吸が止まってしまう前兆かもしれません。呼びかけて反応を確認したり、助けを呼んだりした方がいいでしょう。

実際に人が倒れるのを目撃したり、人が倒れているのを発見したりした場合には、肩を軽くたたきながら大きな声で呼びかけてみましょう。呼びかけに対して何の反応もない場合は、心肺停止に陥っているかもしれません。周囲に人がいる場所であれば、大きな声で助けを呼びましょう。手伝ってくれる人には、可能であれば救急通報（119番）とAED（自動体外式除細動器）の手配を頼みます。119番通報がつながれば、電話に出た消防の通信司令員から、心肺停止の判断や心肺蘇生の方法について口頭指導を受けることができます。

呼びかけなどの刺激に反応しない傷病者には、10秒以上の時間をかけないように留意して呼吸の評価をします。呼吸をしていない、死戦期呼吸をしている、もしくは呼吸をしているかどうか判断できない場合には、心肺停止であると判断して、すぐに心肺蘇生を始めましょう。

心肺蘇生法の基礎

心肺蘇生において大切なことは次の二つです。

1. 正しい胸骨圧迫を中断なく継続すること
2. できるだけ早くAEDを装着し、作動させること（AEDを設置している山小屋もあります）。

胸骨圧迫を行うためには、傷病者を仰向けに寝かせ、自分は傷病者の胸の横に膝立ちになります。胸の真ん中の固い部分には胸骨という骨があります。この骨の下半分を、肘を伸ばして両手を重ね、下側になる掌の付け根部分で押し下げます**（図24）**。1分間に約100～120回のペースで、胸が約5cm沈む程度押します。そこまで圧迫したらすぐに力を抜き、沈んだ胸が元に戻るのを待って次の圧迫を行います**（図25）**。複数の救助者がいる場合は、疲労が蓄積しないように1～2分ごとに交代し、正しい胸骨圧迫を継続できるようにします。胸骨圧迫が中断されないように注意して交代しましょう。

AEDがあれば、出来るだけ胸骨圧迫を継続しながら装着します。電源を入れる必要のある装置では電源を入れます。図示や音声に従ってパッドを貼付します。AEDは電

図24 胸骨圧迫の正しいやり方

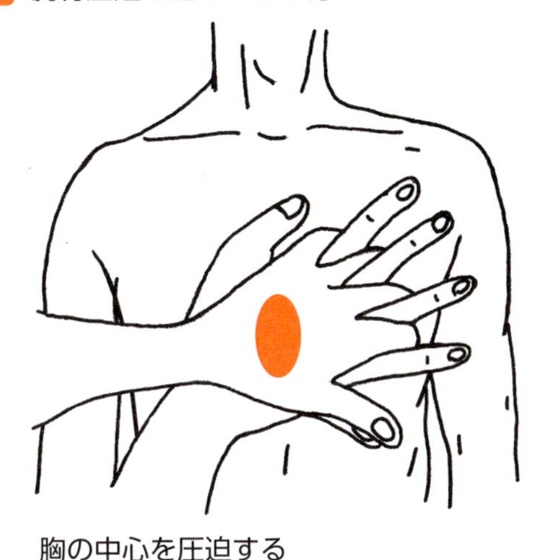

胸の中心を圧迫する

図25 胸骨圧迫の時は垂直に押す

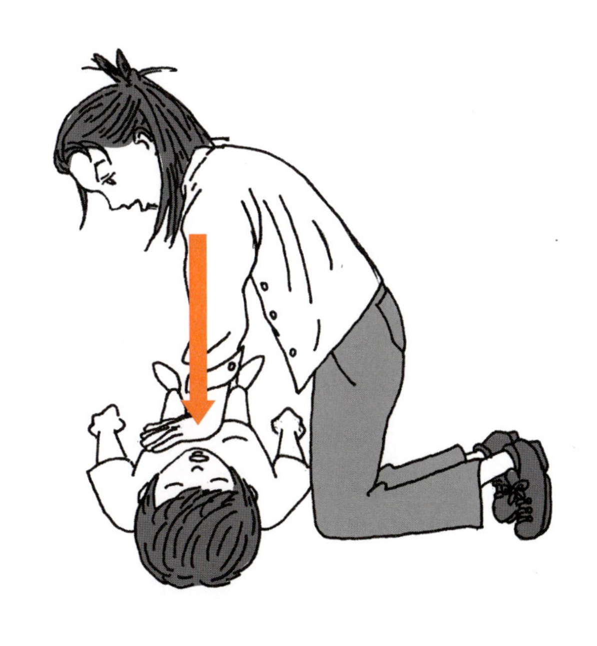

気的除細動が必要な不整脈の診断を自動的に行いますので、**この間は指示の通り傷病者に触れないようにします**。指示があれば電気ショックを行い、速やかに胸骨圧迫を再開します。

一般的な心肺蘇生のトレーニングには、気道確保や口対口人工呼吸が含まれています。これらのトレーニングを受けた救助者がいる場合は、胸骨圧迫と人工呼吸を30：2の割合で行っても構いません。

有効な呼吸や発語、身体の動きが認められる場合には、心拍が再開したと判断して心肺蘇生を中断します。心拍再開後に再び心肺停止に陥ることもありますので、救急隊などに引き継ぐまでは慎重な見守りが必要です。

蘇生を断念するとき

心拍再開が得られず蘇生を断念することは、医療現場においても時として難しい問題です。一連の心肺蘇生が安全に行えること、救助者が蘇生に伴う疲労や環境要因によって新たな傷病者にならないことなどに留意した判断が、野外において蘇生を行う上で求められます。

現在、日本には明文化された野外での蘇生中断基準が存在しません。行われた救命処置や判断に客観性を持たせるために、一連の経過について記録を残すようにしましょう。

いざという時に備えて、正しい心肺蘇生法を身につけるための一番身近な方法は、消防で開催されている各種の救命講習です。講習内容や開催については、お近くの消防署までお問い合わせください。

死戦期呼吸

死戦期呼吸とは、心肺停止の前後に見られることがある呼吸様式です。強くあえぐような口や顎の動きを呈することが多いのですが、空気が肺に取り込まれないので有効な呼吸にはなりません。この動きを見て「呼吸がある」と判断してしまうと、心肺停止の認識や心肺蘇生の開始が遅れて、酸素欠乏によるダメージが悪化してしまいます。正常な呼吸で目にする、呼吸に合った胸や腹の動きが見られないのが特徴です。

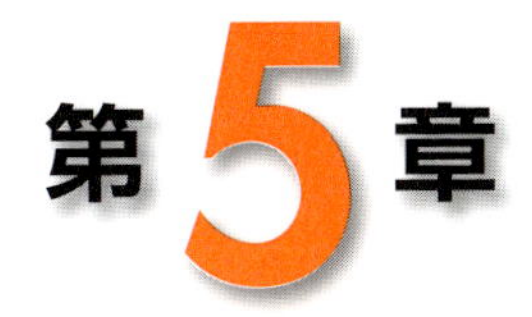

第5章

創傷の処置法と止血の仕方

創傷の処置は、感染予防のための創洗浄と止血が大切です。

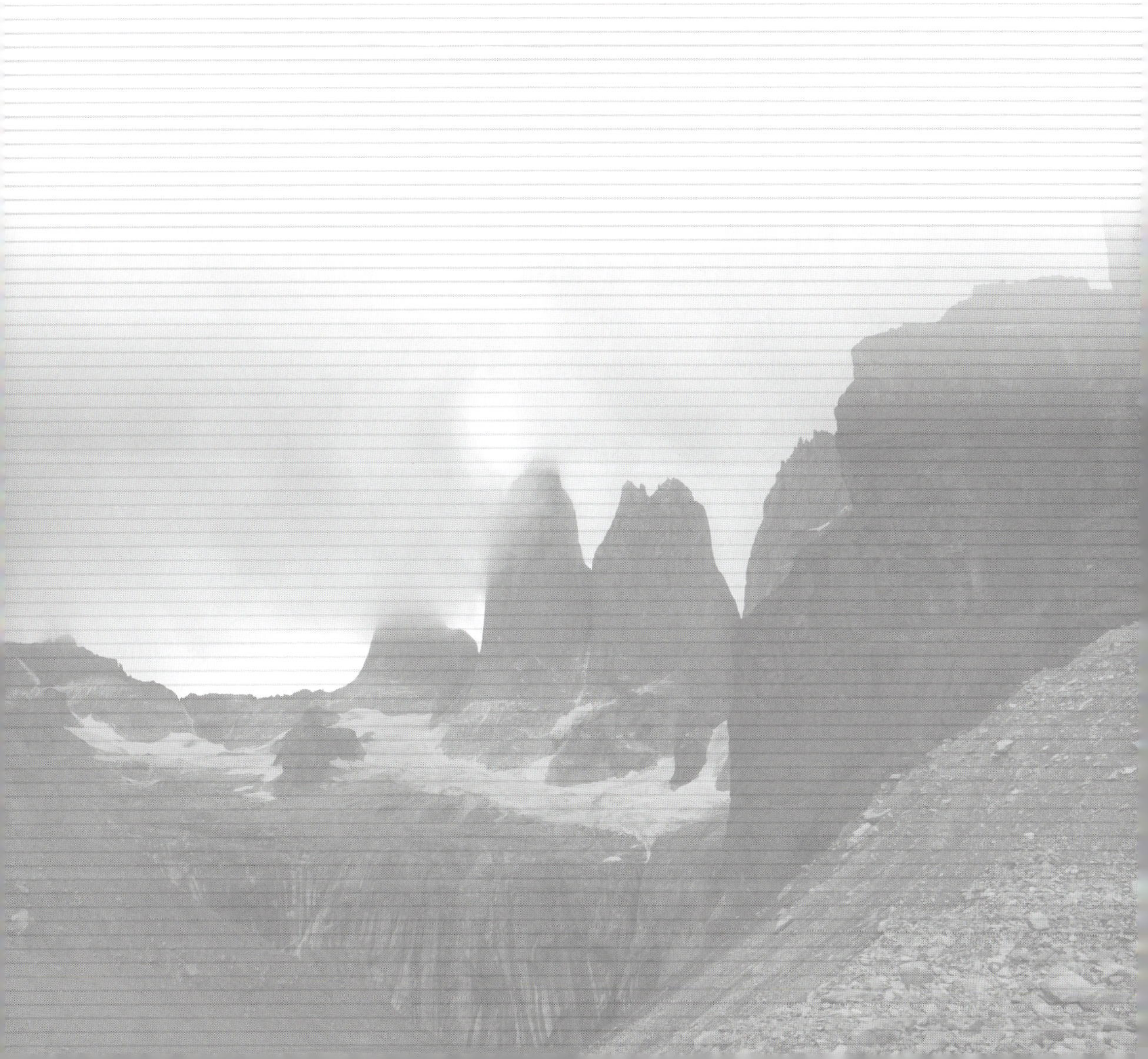

人間の皮膚は表皮、真皮、皮下組織（脂肪層など）の三層からなっています**（図 26）**。

図 26 創傷の様子

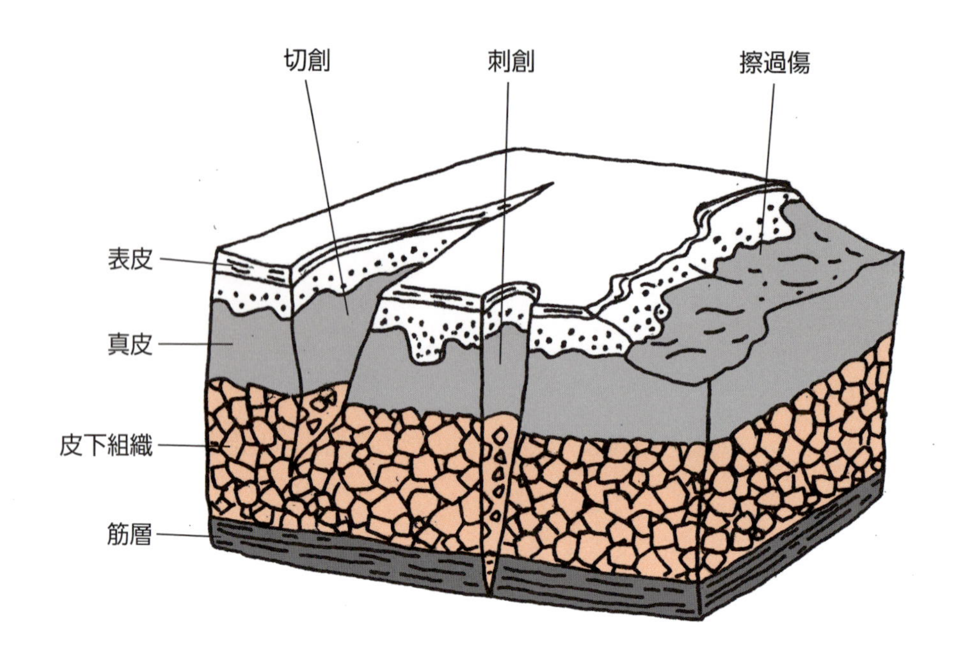

創傷は以下のように定義されます。

1）皮膚の表面がえぐられたような傷：擦過傷（さっか）

2）枝、釘で刺されたような傷：刺創

3）ナイフで一直線に切ったような傷：切創

4）深くえぐられた傷：裂創

5）潰されたグシャグシャな傷：挫滅創（ざめつ）

「創」と「傷」の違いは、創は皮膚の連続性が絶たれたもので縫合（ほうごう）などの処置を要するもの。傷は皮膚の連続性が保たれているものと区別しています。

傷の面積が広く深ければ脂肪、筋肉などの軟部組織の損傷の他に血管損傷、神経損傷、腱損傷などを起こしている可能性が高くなります。皮膚を損傷すると、ばい菌が入りやすく化膿しやすくなります。特に傷が軟部組織の脂肪組織に達していると化膿する確率が高くなります。

傷のＦＡで最も重要なことは、いかに止血するか、いかに感染を抑えるかです。

菌による感染は、受傷後２～８時間の間に起こりやすいとされています。

すべてが汚染創

パキスタン北西部の町ペシャワルの郊外にあるアフガン戦傷外科病院は赤十字国際委員会が運営するいわゆる「野戦病院」で、1990 年春、私はここで仕事をしていた。ベッド数 300 床、外科医を中心とした医者が 4 〜 5 名で 100 名ほどの医療スタッフがいる病院は戦争外傷を扱う最前線である。

前年ソ連軍がアフガンから撤退し、アフガン政府軍と7派からなるゲリラ（ムジャヒディン）との間で激しい戦闘が行われていた。

アフガン戦傷外科病院は手術室が2つ、集中治療室が1つ、検査はレントゲンと一般血液検査ができるのみ。病院のセキュリティーは武装警備員によって厳しく守られている。

患者は戦闘による外傷を受けた兵士、戦闘に巻き込まれた市民で、政府軍だろうとゲリラ側だろうと戦闘による外傷であればすべてを受け入れる体制になっている。外傷の種類は銃創、地雷創、爆弾創、ナパーム弾創（焼き殺すための火炎弾）etc であり、弾丸や爆弾の破片で人体に外傷を加えるために、その損傷の重症度は極めて高い。

しかも異物による外傷のためすべてが汚染創である。骨折は 95％以上が開放骨折で粉砕骨折の割合が高かった。中でも地雷創の汚染は最も激しく、創の周囲に火薬などの薬品、泥、砂、草、金属片が付着している。

治療は、まず汚染創を徹底的に洗浄して、これらの異物を取り除くことから始まる。生理的食塩水の点滴をつくり、点滴のボトルに血圧計を巻きつけてマンシャット（空気を入れて膨らますところ）に空気を入れてボトルに外から圧がかかるようにする。点滴の先端からはこの圧により勢いよく生理的食塩水が出てくるので、これで洗い流す。もっと圧力が必要なときは 50ml の注射器で生理的食塩水を手で押し出して、汚染部位をブラシなどで徹底的に洗浄する。洗い過ぎと思われるぐらいまで徹底して洗浄し、異物を取り除き、そして汚染された組織をハサミやメスで取り除き、傷の周囲をきれいにする。

汚染創＝感染創なので、感染をいかに最小限に抑えるかが戦傷外傷の治療の最も重要なポイントである。

傷は縫うことなく止血後に開放創にし、抗生物質を投与し 3 日後に包帯を開けて感染兆候がなければ傷を縫ったり、骨折の手術を行った。

戦傷外傷は感染との戦いであるといっても過言ではない。

徹底的に洗浄し、汚染された組織をきれいに取り除いた傷の感染率は当然低かった。ここで傷を洗浄することの重要性を大いに学んだ。現在の診療でも外傷のある患者が来院すれば汚染創かどうかに関わらず必ず洗浄し消毒するパターンで治療をしている。

山での外傷処置の基本として傷を飲料水で洗うということを基本と考えたい。

約4カ月、この野戦病院で行った手術は 700 例に及んだ。整形外科医としては今まで経験したことのない外傷例を毎日診るわけで、困惑で追い込まれた気持ちになったこともあった。しかし理屈はいらない。今この目の前の患者を助けなければという思いだった。専門外の外傷にも立ち向かわなければならなかったが、「後悔したくない」との思いで、ある意味開き直って乗り切った。あれは極限の医療だった。

創傷の処置の仕方ですが、怪我人を処置する場合、血液や体液と接触する可能性（HIV、C 型肝炎などの感染の可能性）があると考えて、ビニール手袋（ない場合はビニール袋で代用します、FA キットには必ずビニール手袋を入れましょう）をして、まず自分を感染から守るようにすることが大切です。

1）泥や砂などがついていない小さな傷の場合は、消毒をし、圧迫止血し、可能な限り清潔なガーゼで覆い、包帯をします。
小さな傷であれば市販されているガーゼ付き絆創膏（バンドエイドなど）で十分です。

2）雨天の登山道で転倒・受傷して泥、砂、草などが付着した傷を、「汚染創」といいます。汚染創＝感染と考えます。最も危険な感染は「破傷風菌感染」です。日本では年間 100 例以下と報告されているので、感染する確率は低いのですが、破傷風菌の感染は死亡率が高くなります。

処置法としては、傷全体が観察できるように怪我人のズボンや服を切り、傷の大きさ、深さ、出血部位そして周囲の汚染状況を観察します。傷上に異物（泥、砂、草木など）があれば、これを水圧をかけた流水で徹底的に洗います**（図 27）**。登山中の飲料水は貴重ですが、ここで汚染創を洗うか洗わないかで、その後に大きな影響（感染）が出ることを念頭に置いておきましょう。

ペットボトルを持参している時は、ボトルの蓋にナイフで穴をあけてボトルの胴体を握ると圧のかかった水で傷を洗うことができます。穴をあけたボトルキャップ（同じメーカーのもの）を FA キットの中に一個入れておくといいでしょう。

洗浄するときは、決してスポーツドリンクなどの浸透圧の違うものを使ってはいけません。飲めるのであれば沢の水でも大丈夫です。洗いすぎということはありませんので、出血していてもかまわず異物を水圧で飛ばしてしまいましょう。

明らかな汚染がある場合は創洗浄が最優先します。十分な洗浄が行われたら水分をガーゼなどで拭き取り、それから圧迫止血をし、傷を消毒し、傷を覆います。

汚染創の処置は、十分な傷の洗浄→止血→消毒→創の閉鎖という順序になります。

創洗浄は感染率を低下させることをよく覚えておいてください。

搬送される病院には傷が「汚染創」であったことを告げ、抗生物質の投与はもちろんのこと、破傷風トキソイドも注射してもらうべきでしょう。

止血の仕方ですが、四肢に受けた傷からの出血は時間をかけて圧迫止血するとほとんどが止まります。動脈出血であろうと静脈出血であろうと、傷の上にできるだけ清潔なガーゼやタオルをおいて、ビニール手袋をした手で最低でも 10 分ぐらいは圧迫します。前述

図27 汚染創の手当の仕方

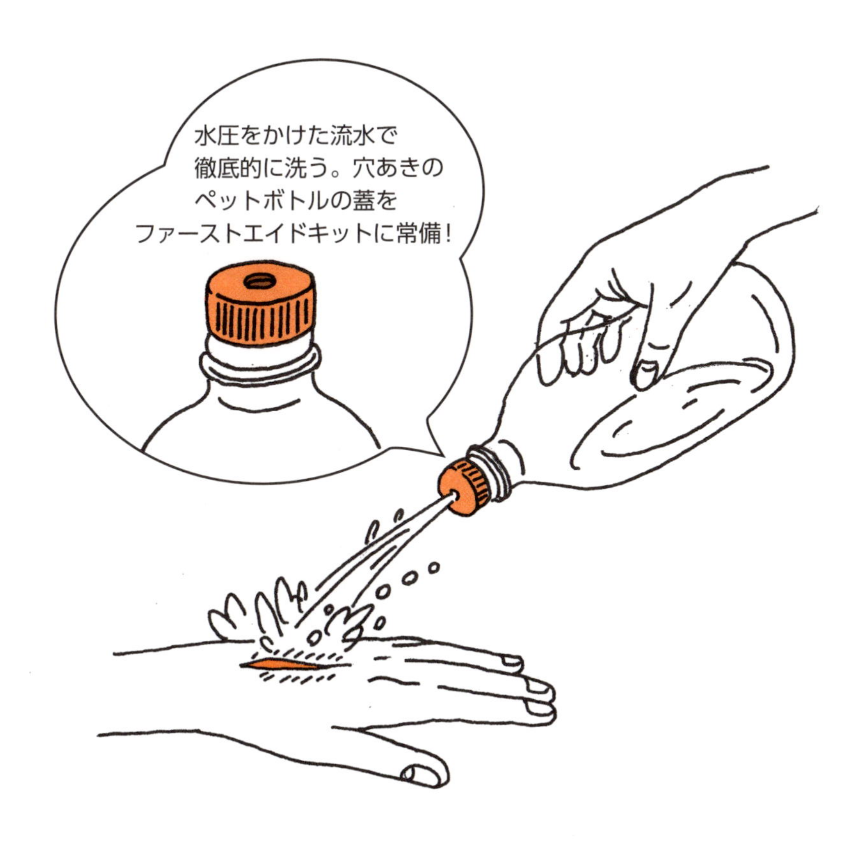

したように、血液中の「血小板」が血管の傷を塞ぎ、フィブリンがその上にネットをかけて補強しているとイメージしながら止血するといいでしょう。

止血しながら搬送したい時は、タオルや布をテーピングテープでぐるぐる巻きにしたものを傷に当てたガーゼの上に載せ、包帯を巻くという方法があります（持続圧迫止血包帯）**（図28）**。**図29**のように手足を三角布などで縛り木片でねじり縛り上げるといった止血法は、縛り上げた手足の先の損傷が極めて著しいとき、手足が切断されているという場合を除いては行うべきではありません。

四肢を縛り上げて全体の血流を止める場合、制限時間は60～90分とされています。縛り上げた時間を忘れてしまうと、圧迫した箇所の先にある正常な筋肉の壊死や神経マヒを起こす恐れがあり、重大なミスにつながります。そのため、医学界では前述したような限定した場面でのみ行うように、とされています。

傷の閉鎖の仕方では、傷が直線的な時や浅い傷であれば、その傷を閉鎖すれば出血

図 28 圧迫止血の仕方

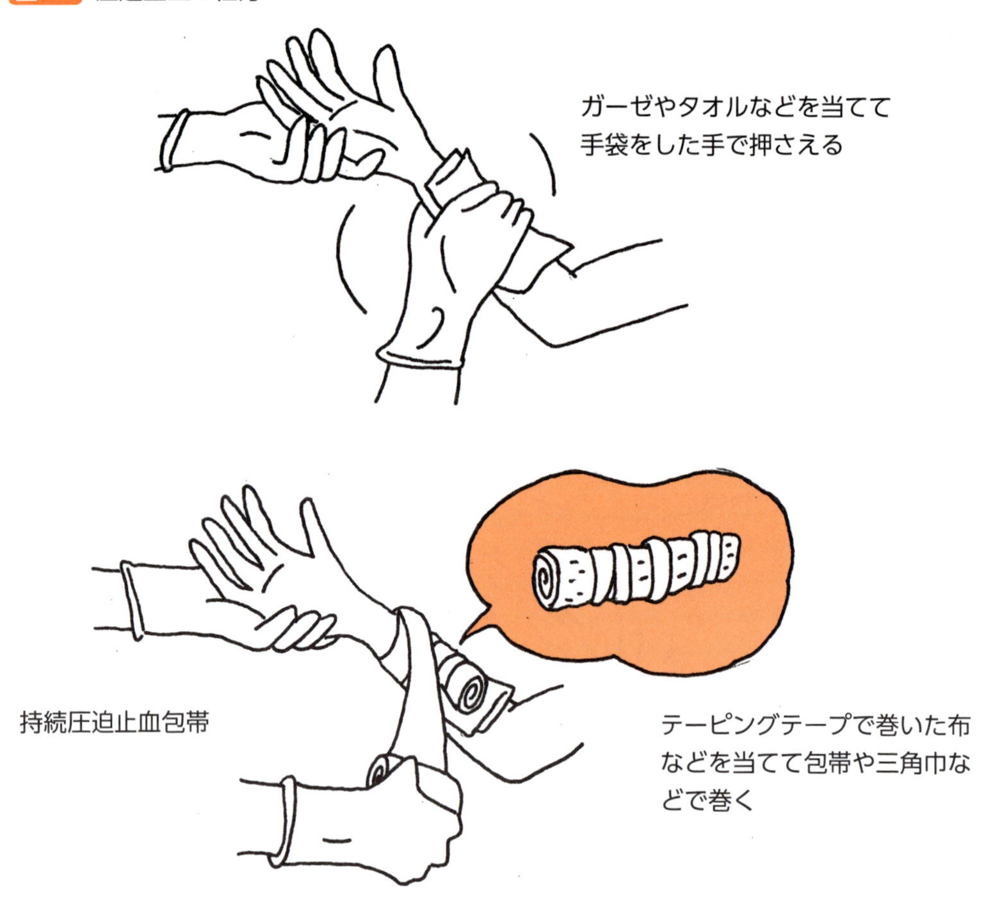

が止まり、確実な傷の応急処置ができます。

その場合、テープを適当な長さに切って傷の大きさに合わせて等間隔に傷を合わせるように閉鎖します。直角のカギ状になった傷であれば、最初にカギの頂点の部分を引っ張るようにして固定します（**図 30**）。

より傷を合わせる張力を引き出すには、テープ（ウラが紙で覆われているテーピングテープが最適）を蝶々のような形にな

図 29 木片などでねじり上げて止血するのは NG

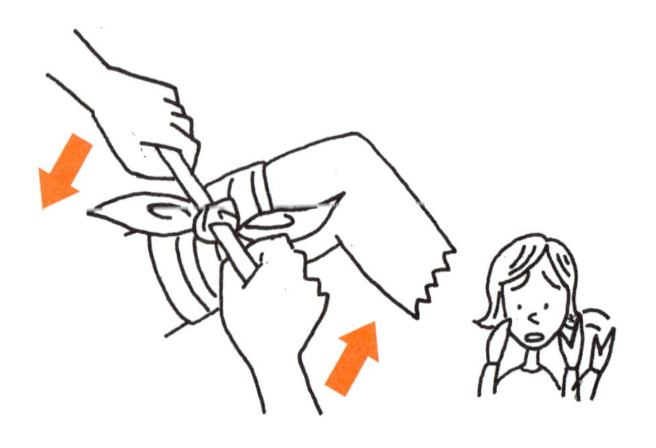

図 30　傷の閉鎖の仕方

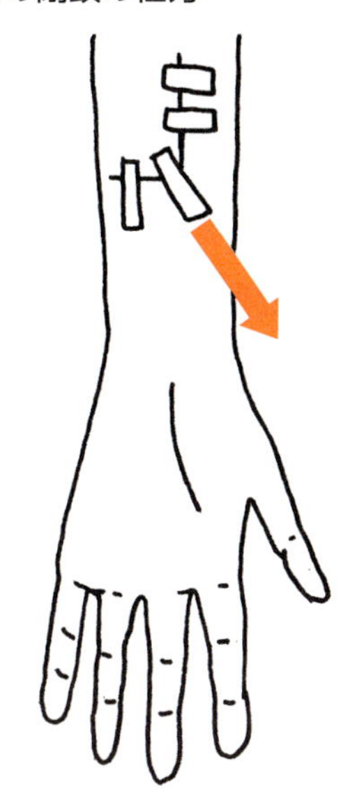

カギ状の傷は最初にカギの頂点部分を引っ張るように固定

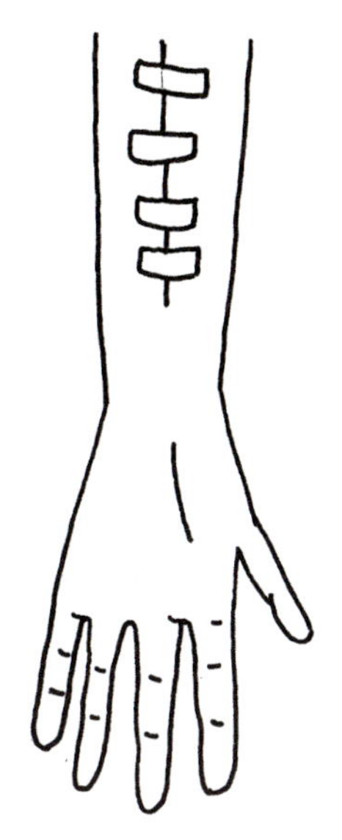

傷の大きさに合わせテープで等間隔に傷を合わせ閉鎖

るようにカットして傷を閉鎖するといいでしょう（**図 31**）。

傷が深く大きい場合は無理に閉鎖せずに、傷を洗浄した後できるだけ清潔なガーゼを傷に詰め、上から持続圧迫止血法をしましょう（**図 32**）。

図 31　より強固な傷の閉鎖の仕方

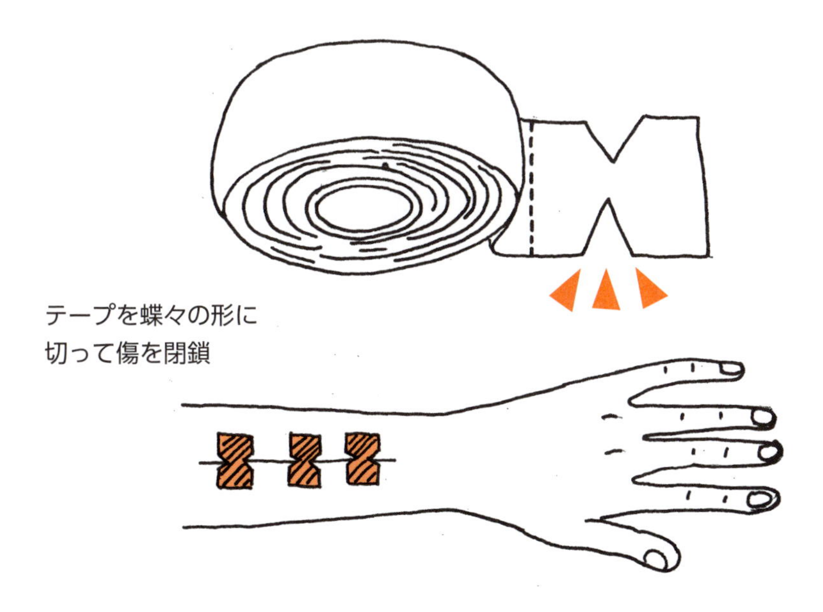

テープを蝶々の形に切って傷を閉鎖

図 32 傷が深い場合の処置

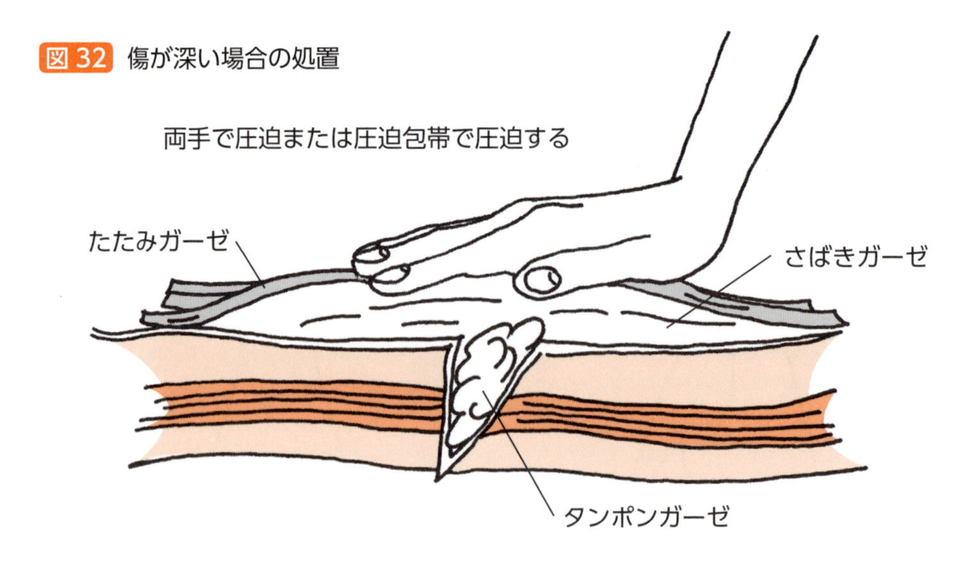

ばい菌の中には嫌気性菌といわれる酸素を嫌う菌もいるので、傷を開放性にする場合があります。

ひどく汚染された傷の場合は、搬送された病院で緊急の手術が必要になり、創洗浄とともに壊死した組織を除去し、創を清浄化する外科処置が行われます。

開放骨折も緊急に創の洗浄と清浄化を行い、骨折部位で直接固定を行わず、創外固定器を用いて固定を行います。

創外固定法は粉砕骨折や感染の可能性が高い骨折の固定法です（**図 33**）。

図 33 創外固定器による固定

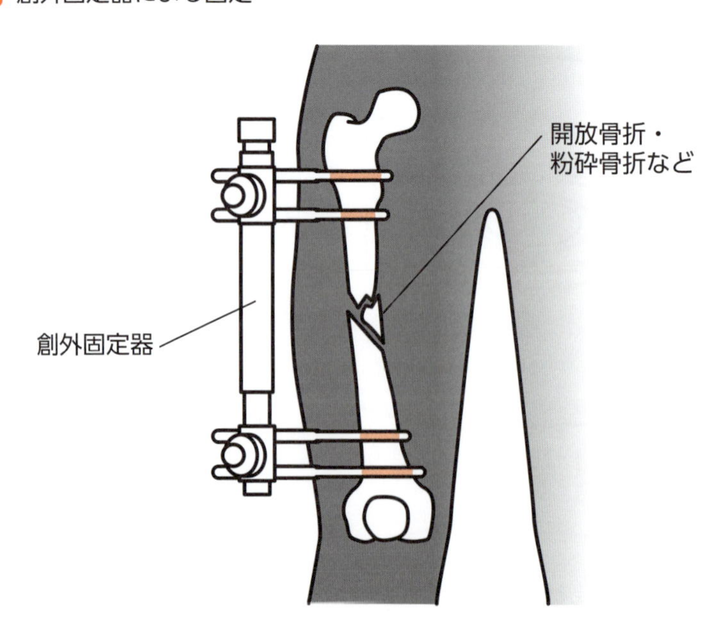

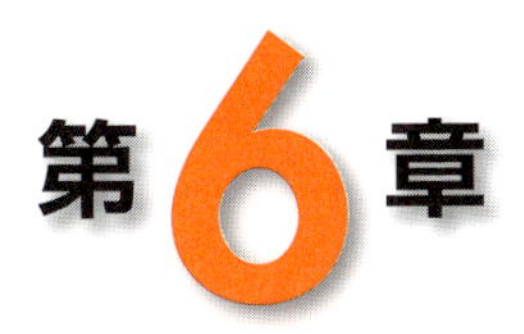

第6章

骨折、捻挫、脱臼の正しい処置法

　高エネルギー外傷を知っていますか。アウトドアでの外傷は、スピード、高さ、距離が関係してくるため、通常の外傷よりも重症度や緊急度の高い高エネルギー外傷になりやすくなります。

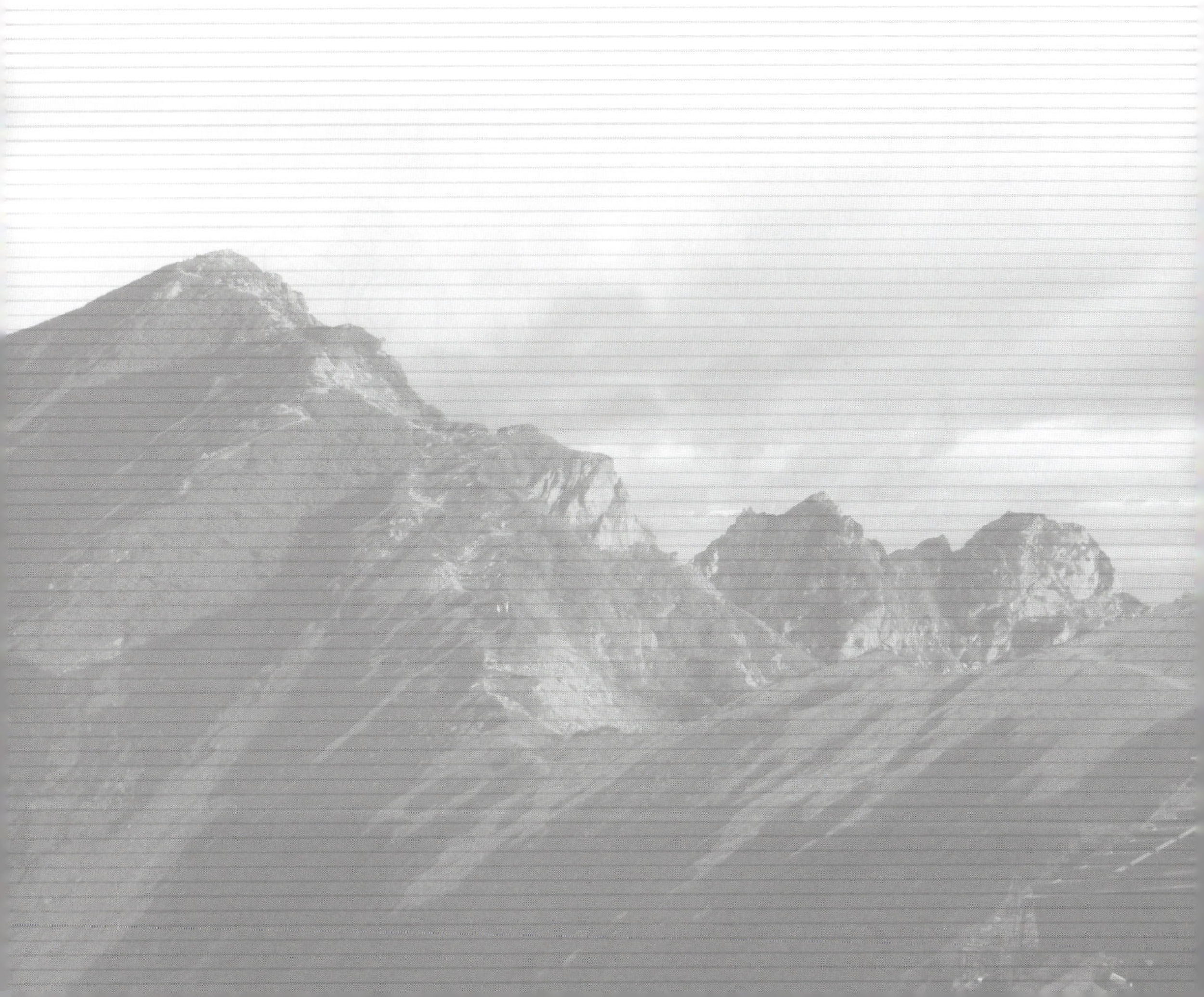

山で岩場から転落した、雪渓を滑り落ちた、雪崩に巻き込まれたことなどによる外傷は、そのきっかけに、スピード、高さ、距離が関与し、体に大きな負のエネルギーがかかります。これを**高エネルギー外傷**といいます。その外傷は多発性であったり、生命に直接関係する重症度、緊急度の高い外傷です。山では最も困難なFAを強いられるケースです。

このような場面に出合っても、落ち着いて対処しましょう。

1 骨折には皮下骨折と開放骨折がある

開放骨折は骨折の部位が皮膚を突き破って外に飛び出したもので、骨が直接外気に触れた状態になっています**(図34)**。そのために骨の中にばい菌が入りやすく、骨髄炎を発症し、骨がつかなくなる恐れがあります。受傷後6時間以内の手術を要する、最も緊急性の高い骨折です。

皮下骨折の場合、骨折したその場所が痛い、腫れる、内出血する、手足が変形する、普段動かない所が動くなどの症状が出ます。腫れる、内出血するという症状は受傷直後から起こるわけではありません。特に亀裂骨折のような場合、内出血などは時間経過とともに出現してきます。したがって、受傷直後には骨折かどうかを判断しにくいことが当然あります。

受傷直後に判断するには、本人が最も痛がる場所を親指で強く押してみます。声をあげて痛がるようであれば、骨折の可能性があります（マルゲーニュ圧痛という）。

骨折かどうか、その処置をするかどうか迷ったら、山中では骨折していると判断して応急処置の方向に進みましょう。搬送後、病院でレントゲンを撮って骨折はなかったとしても、恥じることでもなんでもありません。

骨折の程度によりますが、多くの場合、受傷者は直後から痛

図34 開放骨折

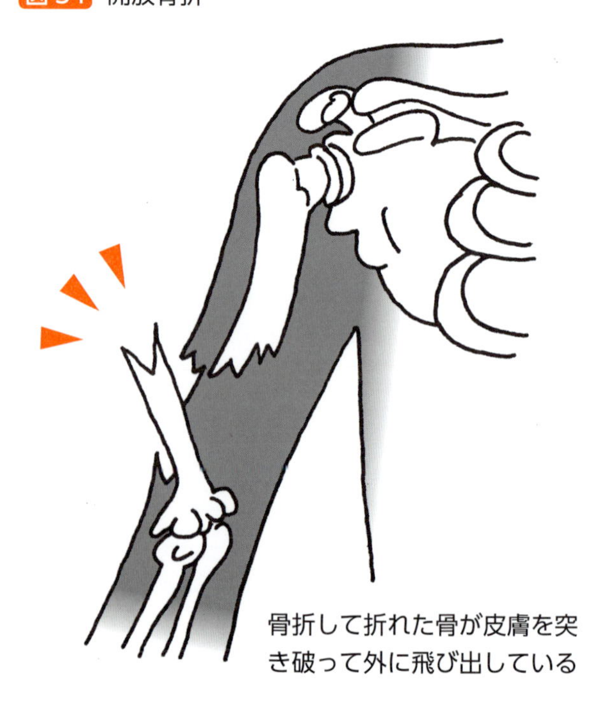

みとともに顔面蒼白になり、冷や汗、吐き気、不安な精神状態になります。外傷による精神的ショックによるものですから、励ましたり、保温をすることが大切です。

開放骨折は、目視でもわかりますが、骨が皮膚を突き破って飛び出し、出血し、激しい痛みを訴えます。応急処置は非常に困難を極めます。

開放骨折は汚染創とみなして、周囲を含めて飲料水で傷口を洗浄します。ここで洗浄をするかしないかで、骨髄炎になる確率が違ってきます。

受傷者は激しい痛みを訴え、骨折部は変形しているので、固定をする場合は手足を注意深くゆっくりひっぱりながら固定します。創部は洗浄後にできるだけ清潔なガーゼやタオルをあて、持続圧迫止血法で包帯をします。救助搬送を急ぎます。

2 登山で起こしやすい骨折

転倒して手をついた→橈骨遠位端(とうこつえんいたん)骨折（手首の骨折）は、手首の痛みがあり、手首が動かなくなります。手首の見た目がフォークのような変形をきたします **(図 35)**。

足を滑らして転倒→大腿骨頸部(だいたいこつけいぶ)骨折（股関節部の骨折）は立つことができません **(図 36)**。

尻餅をついた→腰椎圧迫骨折 **(図 37)**

この３つは高齢者に多い骨折です。

肩から転倒→鎖骨骨折、肩鎖関節(けんさかんせつ)脱臼 **(図 38)** 肩関節脱臼 **(図 39)**

図 35 橈骨遠位端骨折

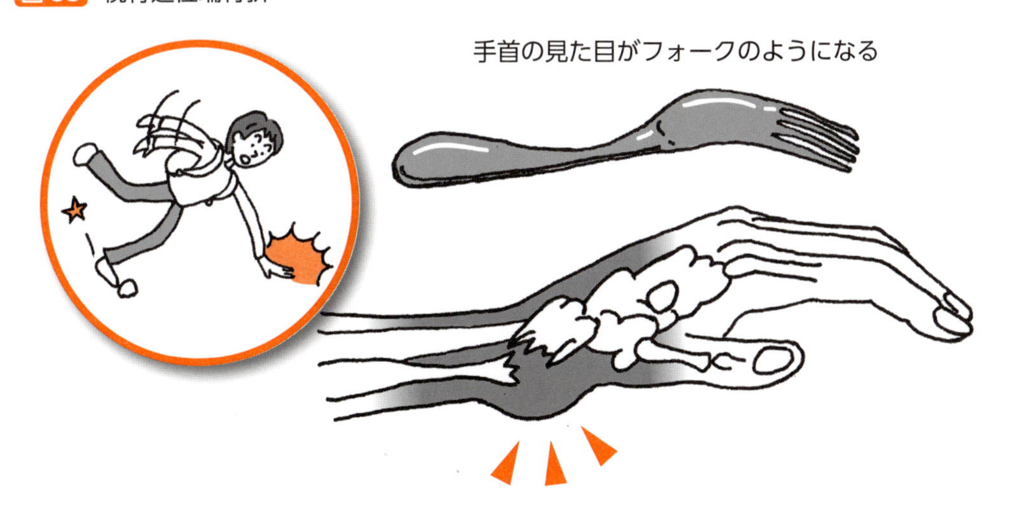

転倒して胸を打つ→肋骨骨折

足首をひねる→足関節捻挫、足関節周囲の骨折 **（図 40）**

転倒で下腿を強打→下腿骨骨折 **（図 41）**

指をついた→突き指、指関節脱臼

図 36 大腿骨頚部骨折

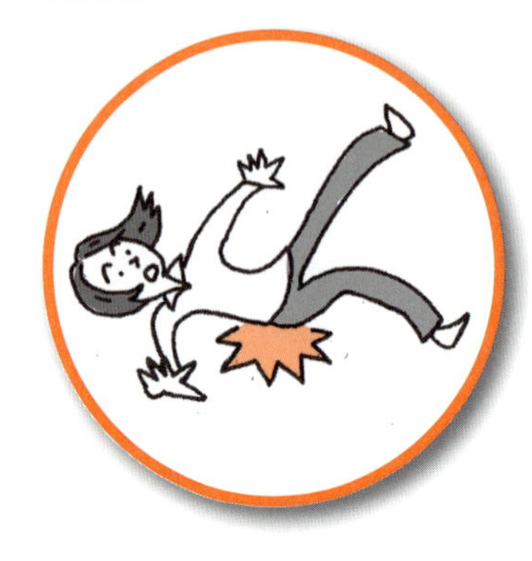

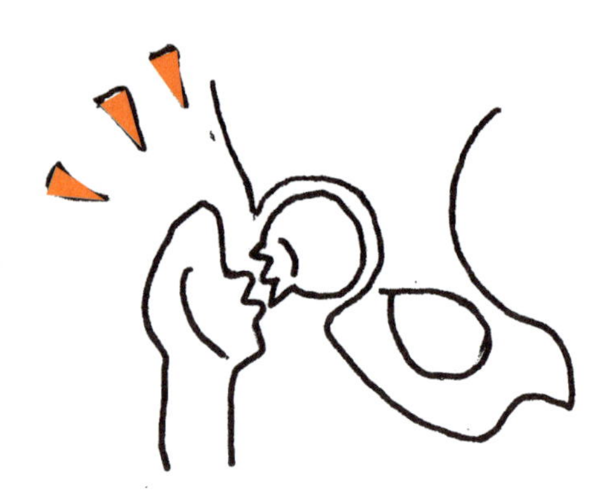

図 37 腰椎圧迫骨折

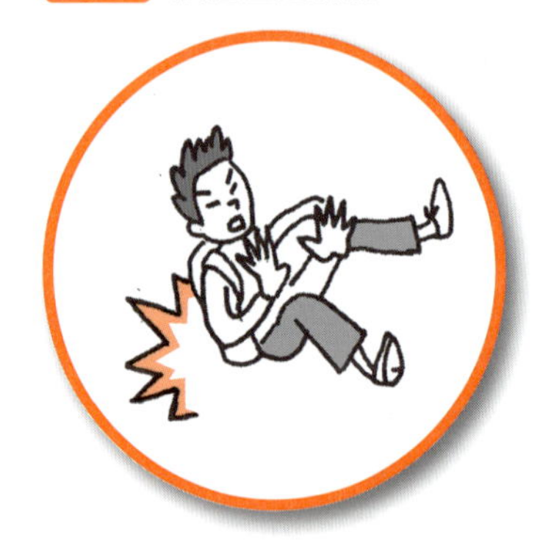

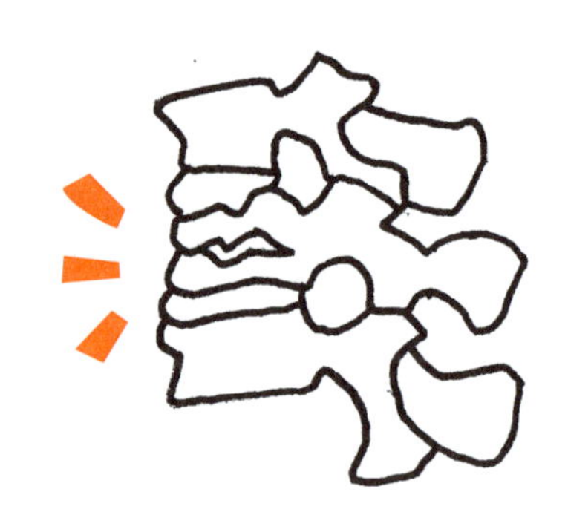

図 38 肩鎖関節脱臼

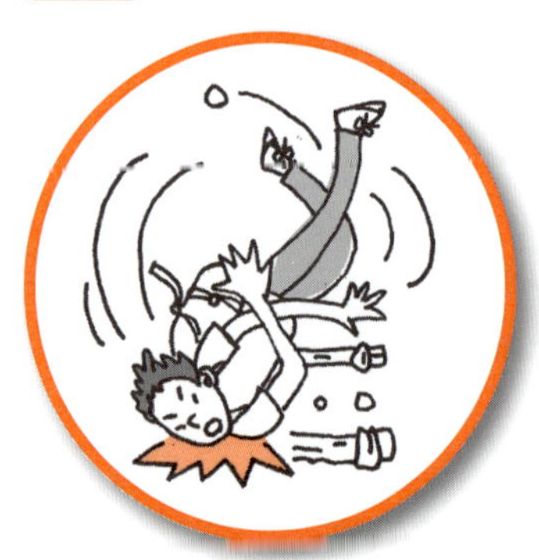

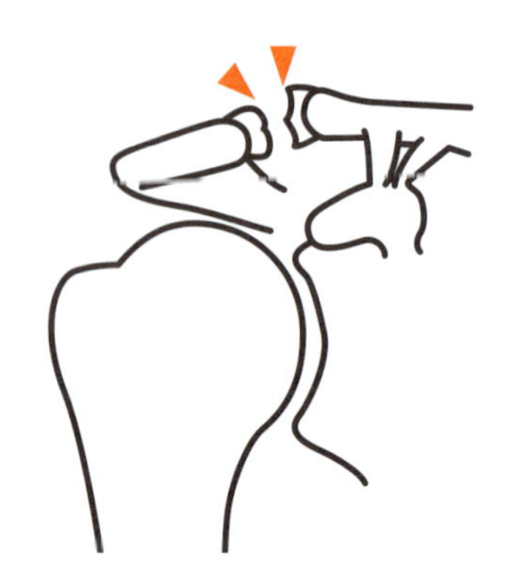

図39　肩関節脱臼

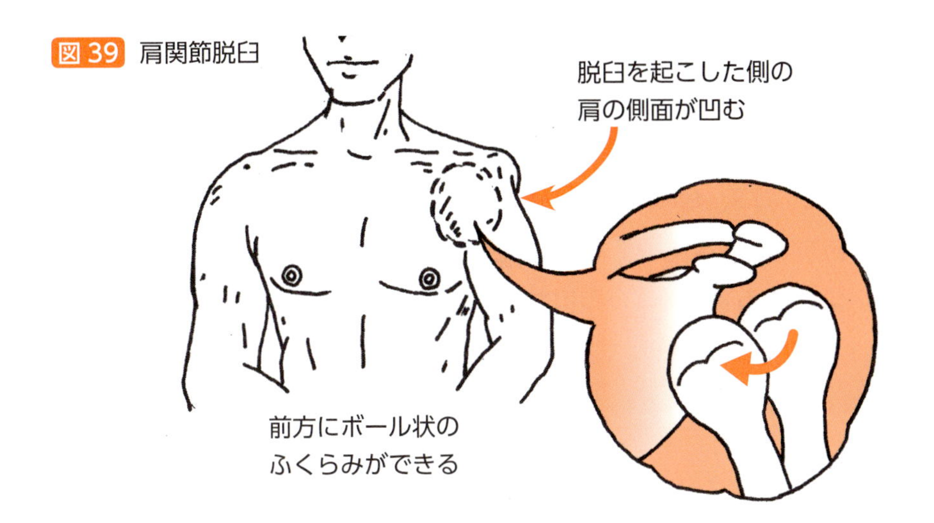

図40　足関節周囲の骨折

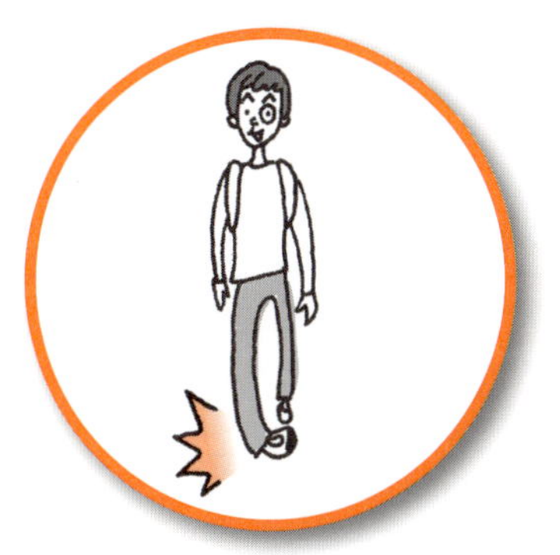

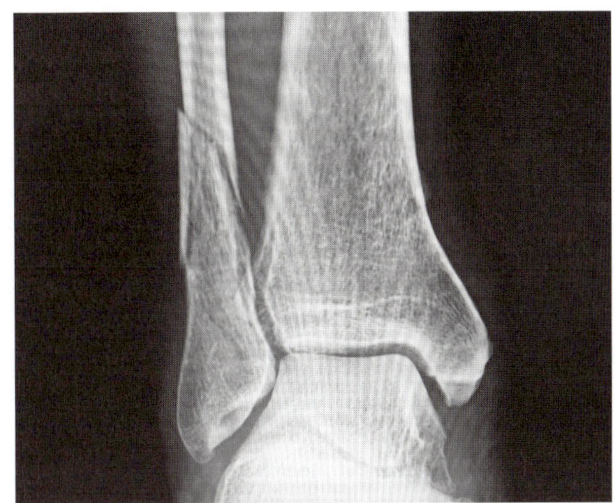

図41　下腿骨骨折

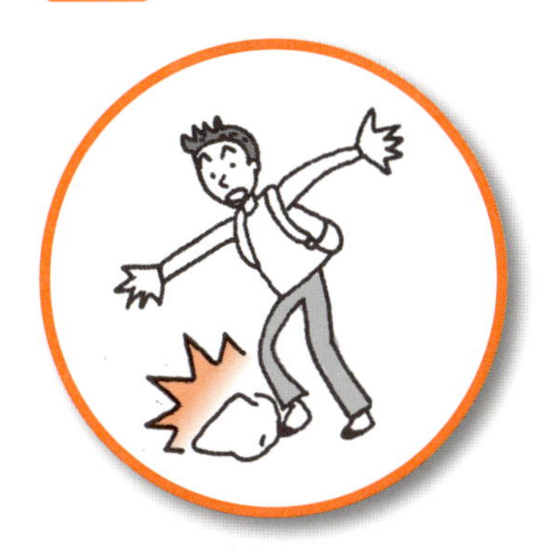

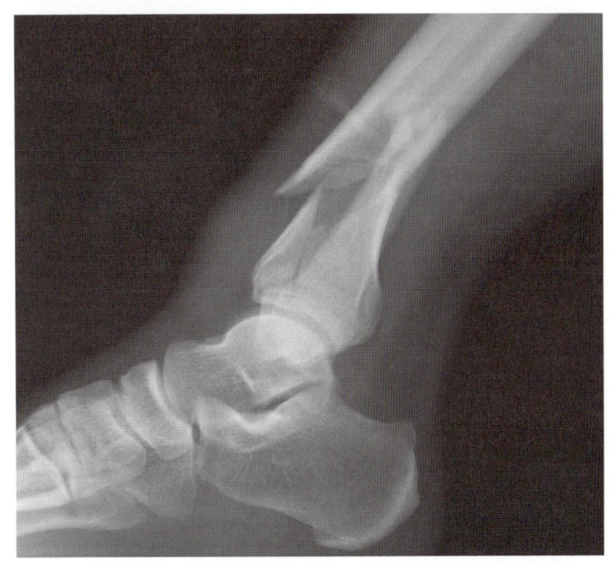

第6章

3 骨折はなぜ早期の固定が必要か

骨折は早期に固定することで、以下の効果があります。

①骨折部位の動揺を防ぎ、痛みを軽減させる。

②折れた場所が筋肉に引っ張られてずれることを防ぐ。

③鋭利な骨折端による血管や神経の損傷を防ぐ

骨折の正しい固定法は、骨折部の動きを止めるために「強固に固定」にすることが原則です。まず骨折したと思われる場所の上下２箇所の関節を固定します **(図 42)**。下腿

図 42　骨折の正しい固定の仕方

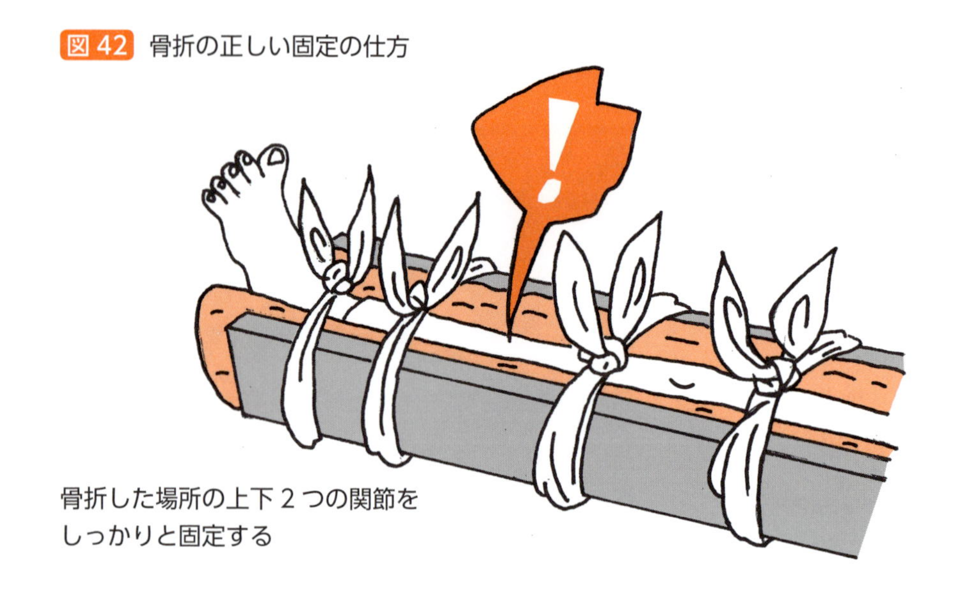

を骨折した場合は、足首の関節と膝関節まで固定します。前腕の骨折であれば、手首の関節と肘の関節までを固定します。

骨折部は外側と内側を副木でサンドイッチ状に挟むと、固定力がより強固になります。固定具（副木）と肌の間にはタオル、衣服などクッションとなるものを必ず入れましょう。骨折後は受傷部が腫れるので、クッションがないと神経圧迫障害などを招く恐れがあります **(図 43)**。

市販されているサムスプリント（商品名）は、一枚では固定力が弱いので、ダブルで使用した方がより効果があります。

固定具としていろいろなものが利用できます。ストックをテーピングテープで束ねる、新聞紙を折りたたむ、木の枝を新聞紙の中に入れて芯にしてテープで巻く、ザックのフレームを抜く、真っ直ぐな枝を使うなどです。

固定具を固定するには、三角巾や包帯など幅の広いものを使うといいでしょう。ザイル

図 43 骨折の正しい固定の仕方

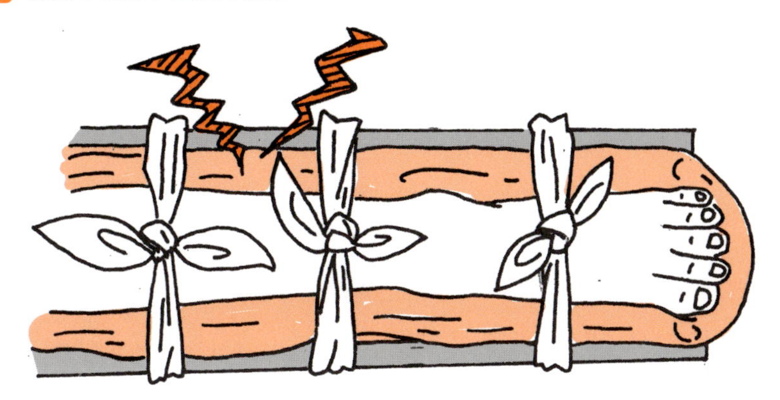

骨折部は腫れてくるので、クッションとなる素材を副木と患部の間に入れる

などの断面が丸いものは線状に皮膚に力が加わるおそれがあり、神経圧迫や血行障害などを起こすので、なるべく避けるようにしましょう。

固定するときは、良肢位で固定しましょう。良肢位とは、あとで関節が動かなくなる可能性があっても、それを最小限に抑えられる位置のことをいい、機能性肢位ともいいます。上腕、肘、前腕、手関節の骨折の場合は肘を 90 度に曲げ、親指を立てた状態で指の付け根の関節部まで固定します。これは骨折部に回転運動をかけないための良肢位です。

図 44 デゾー固定

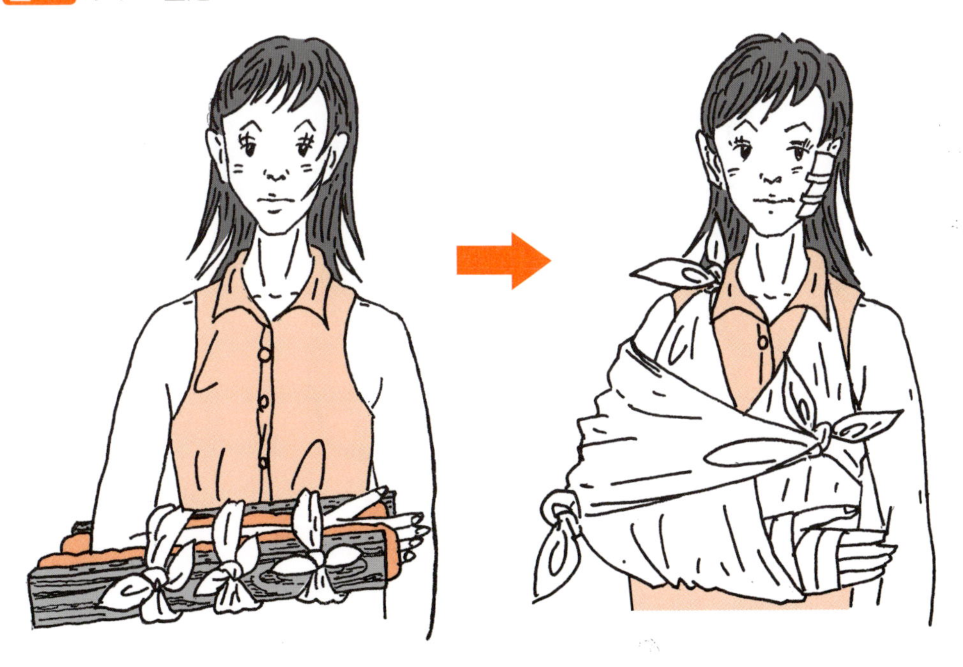

骨折部に回転動作がかかると、治癒後に機能傷害を起こす恐れがあり、手術の対象になる場合があります。手首を回転する動作を防がなければならないので、指の付け根の関節部まで固定します。また、肘を真っ直ぐに伸ばしたままでの固定はしません。固定後は三角巾で吊った状態で横止めして体に固定します。これをデゾー固定といいます（**図44**）。

骨折した思われる場所の上は決して縛らないことです。骨折部位を強く締めると血行障害を起こすことがあります。固定時には手や足先が見えるようにしておきます。固定後は必ず手足の先をチェックします。指先が冷たい、感覚がおかしい、皮膚の色が紫っぽい、動きが悪いなど、副木の縛りすぎなどによる血行障害、神経の圧迫の徴候をすぐに確認できるからです。そのような症状があった場合は、固定部位の締め具合を緩めたりして再確認します。

股関節部の骨折（大腿骨頚部骨折）や大腿骨の骨折は体幹固定が必要になります（**図45**）。体幹の固定は脇の下からの固定になるので副木が長くなります。身体と副木の間に

図 45 股関節部の骨折や大腿骨の骨折時の体幹固定

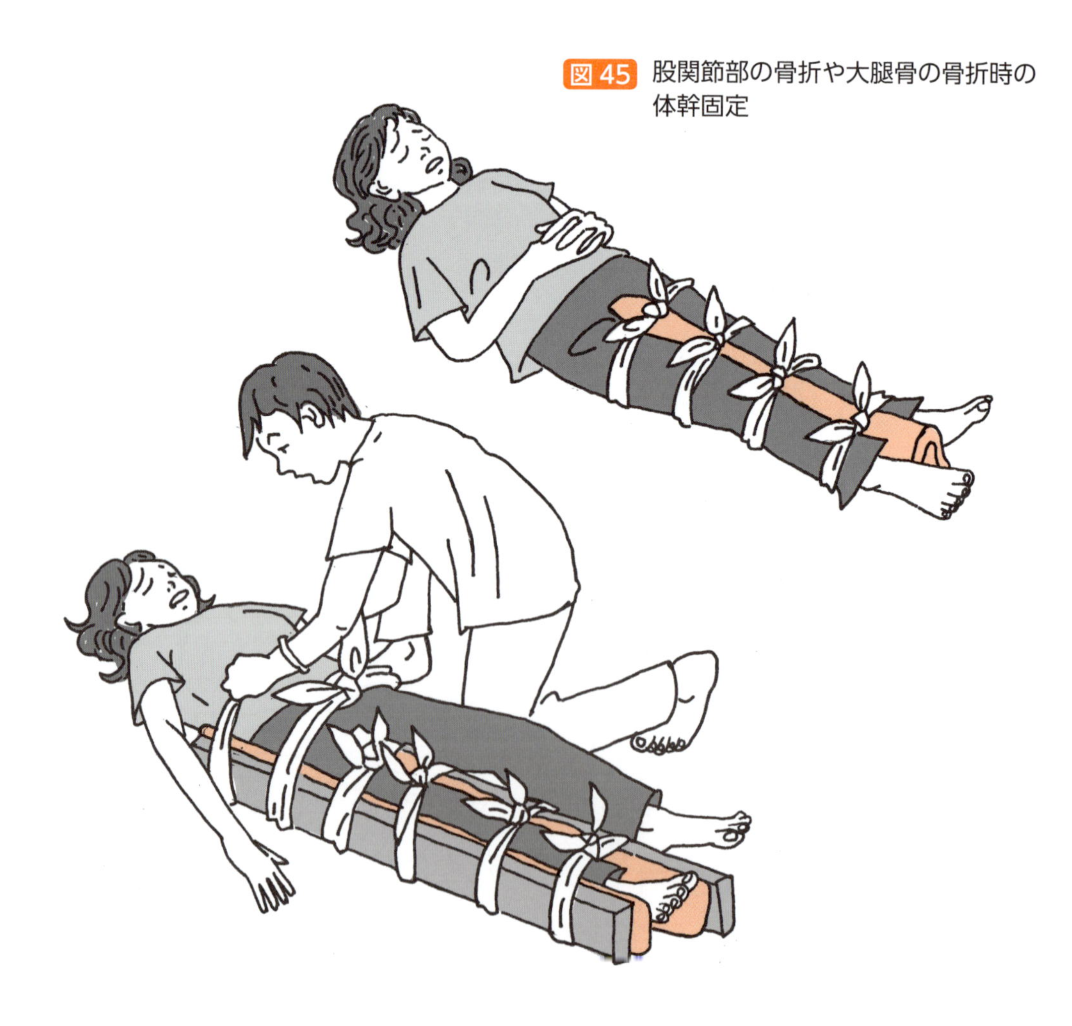

十分なクッションを入れ、胸や腹部を三角巾などで縛ることになるので、締めすぎには注意します。長い副木がない場合は、両足の間に副木を挟んで、帯状にしたもので、股関節から足首まで数箇所を、間隔を狭めにして縛ります。

肩から転倒すると鎖骨を骨折することがあります。鎖骨は指で触ることができるので、骨折したかどうかわかりやすく、痛くて肩が上がらないのが特徴です。

三角巾（できれば２枚で）で８字様（たすき掛け）にして固定します。胸を思い切って

図 46 鎖骨骨折の場合の固定の仕方

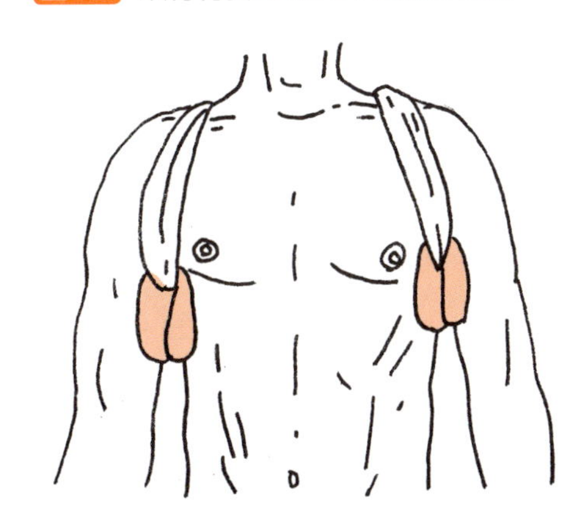

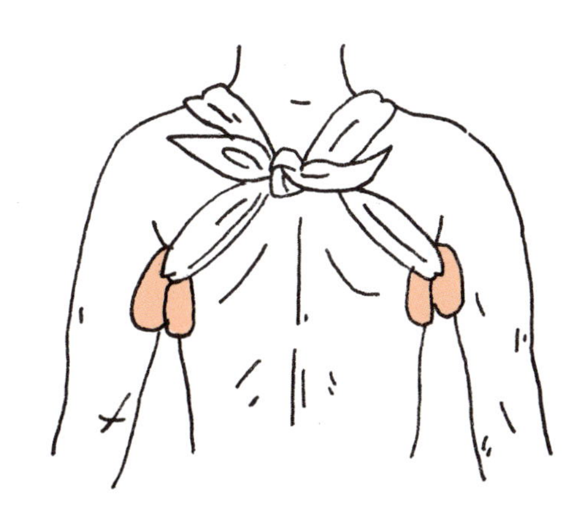

脇の下には腕神経叢と呼ばれる神経の束があるので、これを圧迫しないようにクッションを入れて固定する

前に突き出した格好で、脇の下には腕神経叢（わんしんけいそう）と呼ばれる神経の束がありますから、これを圧迫しないようにタオルなどのクッションを入れて固定します **(図 46)**。

胸を強打した時は肋骨骨折を疑います。

胸部打撲、肋骨骨折は肋骨の下縁を肋骨神経が走行しているために痛みが強く現れます。高エネルギー外傷などで胸部を打った時は、多発性肋骨骨折になりやすく、骨折部が肺を傷つけるようになると、息苦しさなど呼吸困難を訴えるので、緊急度が高くなります。

固定はテーピング用テープか三角巾で最大呼気（最も息を吐き出したとき）の時に固定します **(図 47)**。

図 47 肋骨骨折の固定の仕方

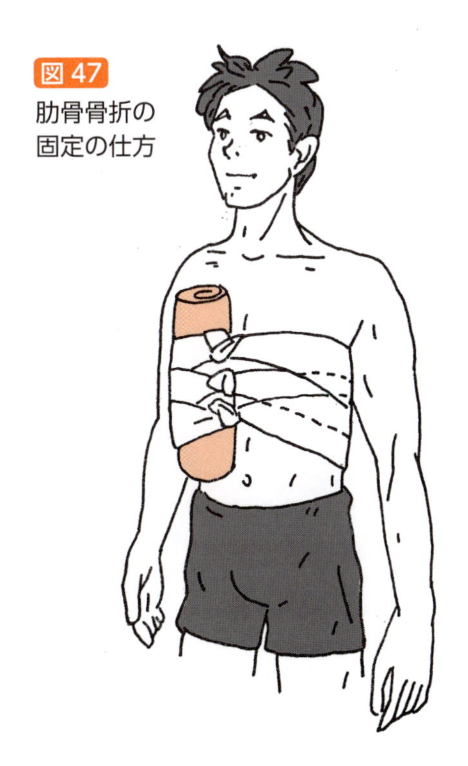

第6章

図 48 指の骨折の固定の仕方

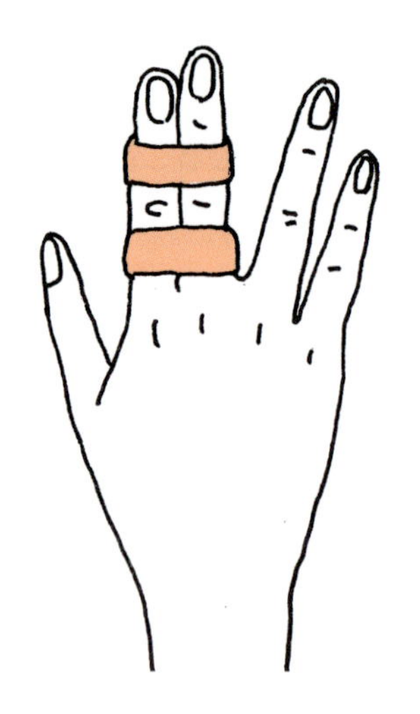

図 49 脊椎骨折

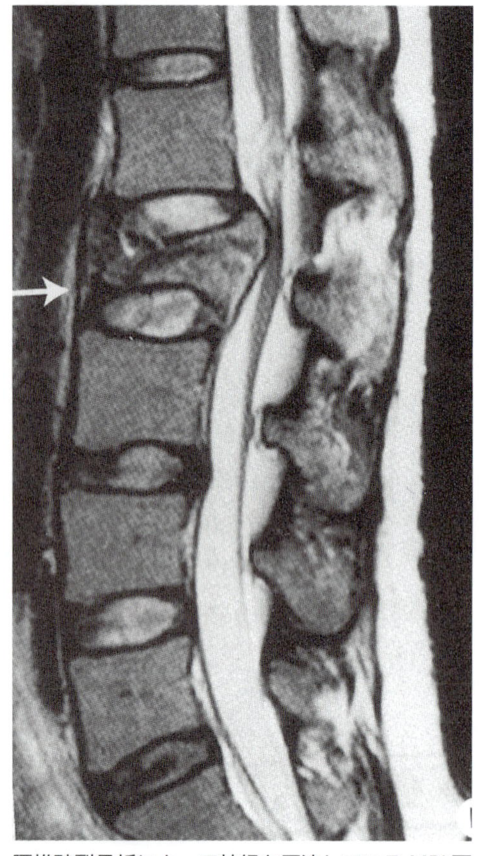

腰椎破裂骨折によって神経を圧迫している MRI 画像（『カラー写真で見る！骨折・脱臼・捻挫』より）

指の骨折と脱臼（脱臼の場合はまず真っ直ぐに引っ張り、元の位置に戻してから）は、隣の指とテープで固定します **(図 48)**。

箸やスプーンを副木代わりにして固定している図なども見かけますが、隣の指と併せて固定する方法で十分な効果が得られます。手の外傷は機能障害を起こすことがあるので軽く見てはいけません。

脊椎骨折は重症度、緊急度が高いので固定、搬送には細心の注意が必要です。

脊椎は重要な神経である脊髄が通る場所であり、脊椎骨折に脊髄損傷を伴うと、神経マヒを起こすことがあります **(図 49)**。脊椎骨折の最大の症状は背部（首、背中、腰部）の強い痛みです。

山で高エネルギー外傷が疑われ、頚部、胸部、腰部の強い痛みを訴えた場合は、脊椎が損傷を受けたと考えます。受傷直後に、握力の左右差、手の感覚の左右差、下肢の動き、感覚の左右差がある場合や手や足がダラリとしている症状など、手足にマヒが来ているようであれば、脊髄損傷を疑います。

脊椎骨折を疑う場合は、絶対安静と全身の固定が必要です **(図 50)**。

頚椎損傷を疑う場合、頚椎の固定は必須です。芯になる新聞紙やダンボールなどをタオルに包んで頚部を固定します **(図 51)**。

ここからは主に救助隊の仕事になるのですが、絶対安静を要する脊椎損傷を疑われる時は、搬送に十分に気をつけなければなりません。簡易で軽量のスケッドストレッチャーによる搬送は、雪上でも脊椎に衝撃

図 50　脊椎骨折が疑われるときの傷病者の扱い方

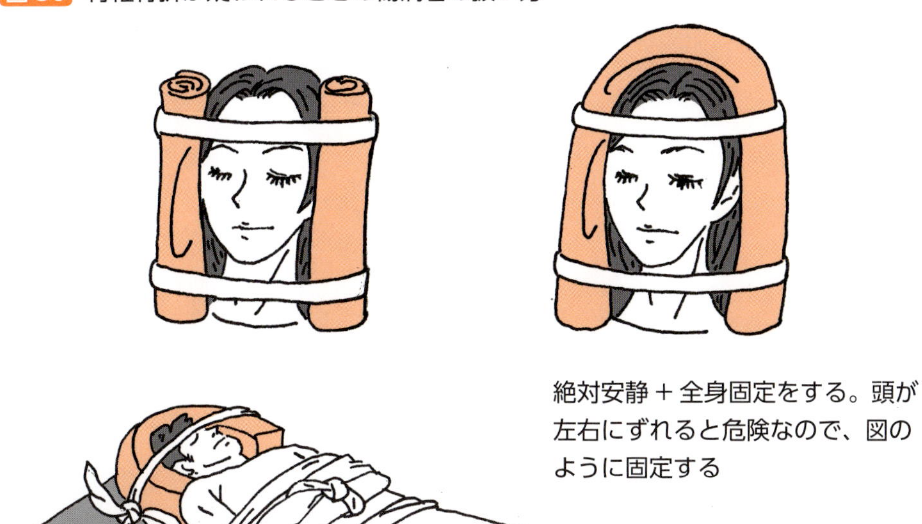

絶対安静＋全身固定をする。頭が左右にずれると危険なので、図のように固定する

を与える恐れがあるので、傷病者とストレッチャーの間に硬い敷物を置くなどして脊椎に衝撃を与えないように十分注意します。バスケットタイプ担架は背中が当たる部分にクッションとなる衣服などを敷きつめて搬送します。

脊椎損傷、四肢骨折はしっかりと損傷部を固定します。安静を要するので、ヘリコプターでの救助搬送の時に抱きかかえ方式で吊り上げてはいけません。現場からヘリへの吊り上げはバスケットタイプを用いるべきで、搬送による症状の悪化を招かないようにしなければなりません（**図 52、53**）。

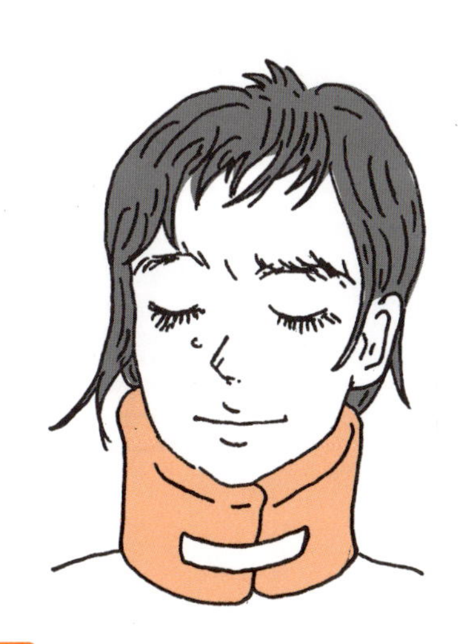

図 51　頸椎骨折を疑う場合の患部の固定法

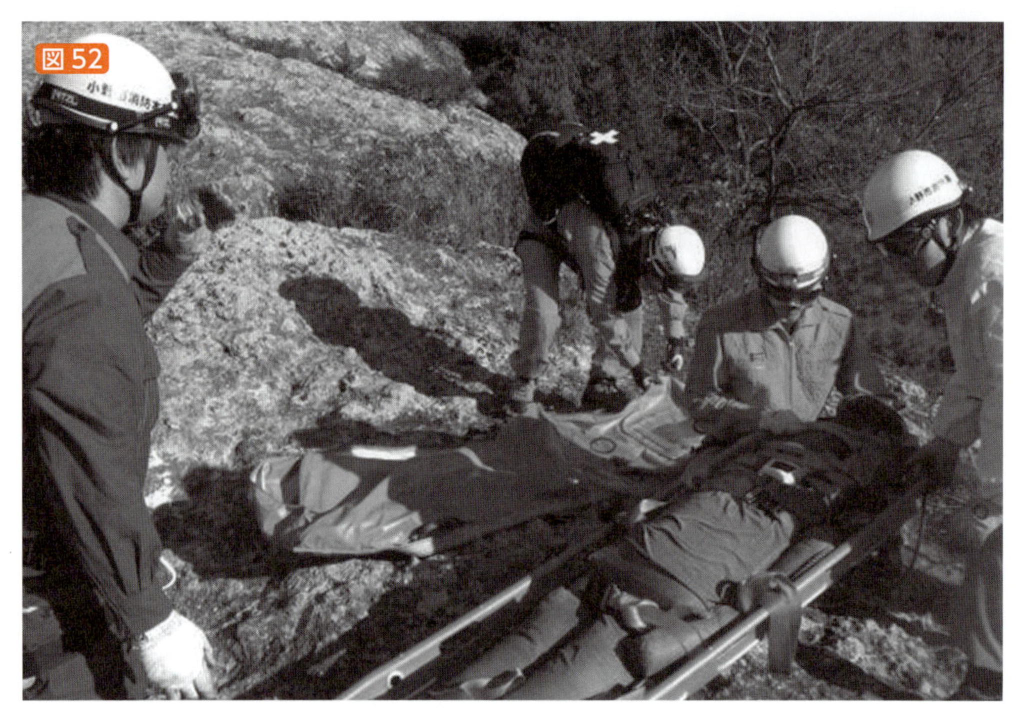

図52

バスケットタイプのストレッチャーを使っての傷病者の搬送

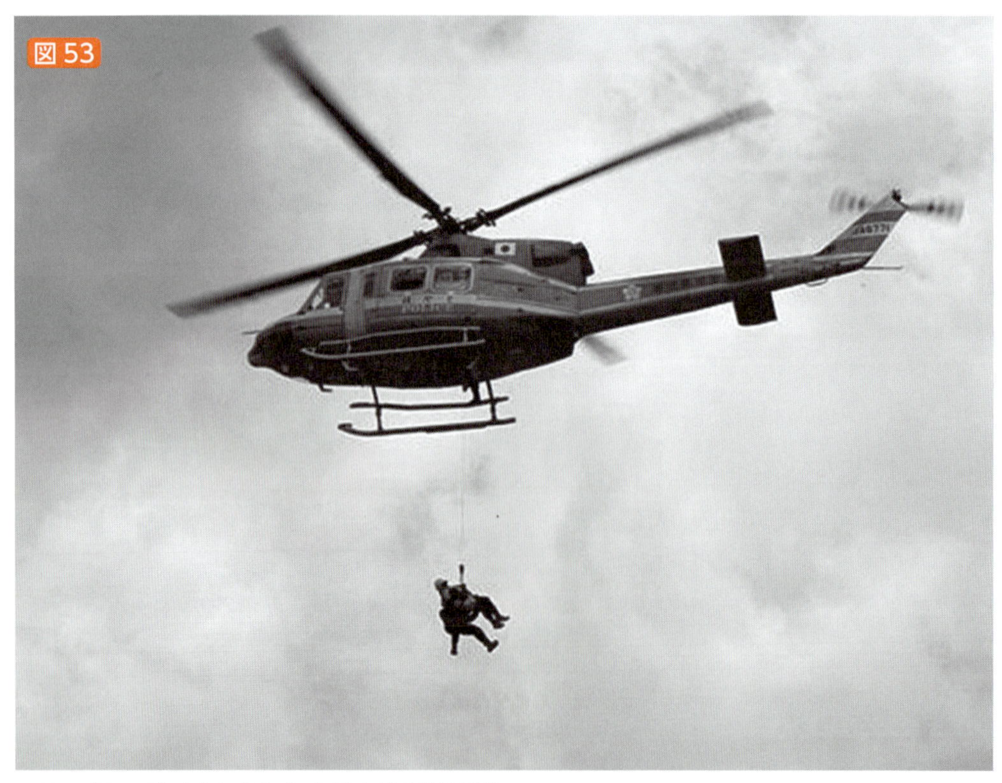

図53

ヘリコプターで抱きかかえ方式で吊り上げる救助搬送

4 捻挫をあなどらない

登山中に最も捻挫しやすのは足の関節です。

捻挫とは関節が過剰に動かされたために、関節を包んでいる関節包や関節をつないでいる靭帯が切れたり伸びたりした状態です **(図 54)**。

症状は骨折時とほぼ同じで、痛み、腫れ、内出血などが主になります。しかし、捻挫に剥離骨折をともなっている場合があるので、症状が著しければ、骨折と同じ扱いをします。

大腿骨、膝周囲、下腿骨、足関節など荷重部の関節の捻挫、骨折は歩行不可です。

捻挫の治療は一般に、必要な処置の頭文字をとって R.I.C.E 療法といわれています。FAのとき、**足関節の捻挫の処置法は「あ・れ・やっ・た」と覚えておきましょう**。

図 54 外側靭帯の損傷による足関節の捻挫

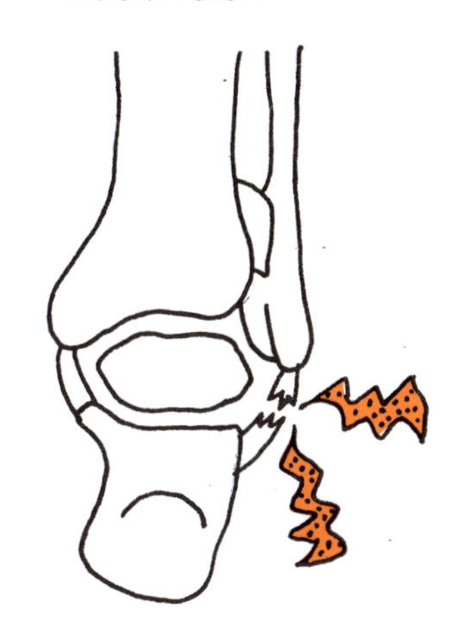

靭帯が切れたり、伸びたりした状態を捻挫という

- **あ** 圧迫（テーピング）やシーネ（固定）をする。
- **れ** 冷却。雪や濡れタオルで冷やす。
- **やっ** 休む。体重をかけない。
- **た** 高く上げる。患部を心臓より高くする。

*腫れが著しい捻挫のテーピングは不可で、骨折と同様に足の関節を固定します。

5 脱臼

脱臼では、肩関節のそれが一番多く見られます。というのも、肩関節は動く範囲が大きいため、外れやすいのです。特に上腕骨骨頭が前方に脱臼することが多く、肩の前が突き出したように膨らみ、強い痛みを訴えます。

肩関節の整復（脱臼した部分を元の位置に戻す）法は色々ありますが、原則として素人がやるものではありません。骨折を伴っていることがあるので、三角巾で動かないように固定をして（デゾー固定）、下山を急ぎます。

すべての関節脱臼は、整復した後も２～３週間の固定が必要です。脱臼とともに周囲の関節包や靭帯の損傷を伴っているため、その修復には関節の固定が必要となります。この脱臼後の固定期間が不十分だと肩関節がはずれやすい「反復性肩関節脱臼」になります。

＊山での骨折の応急処置は、疑われたら骨折とみなします。骨折と思われる箇所の上下２関節を副木を使って強固に固定します。皮膚と副木の間には十分なクッションを入れます。良肢位で固定することを念頭に置けば、それほど難しいことではありません。

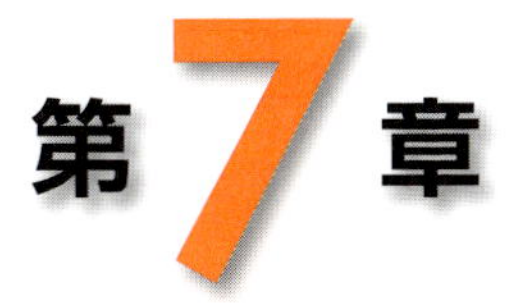

第7章

熱中症と低体温症のメカニズムと対処法

熱中症も低体温症も環境の温度変化が引き金になって発症します。時に意識障害を起こすと、最悪の場合死に至ります。

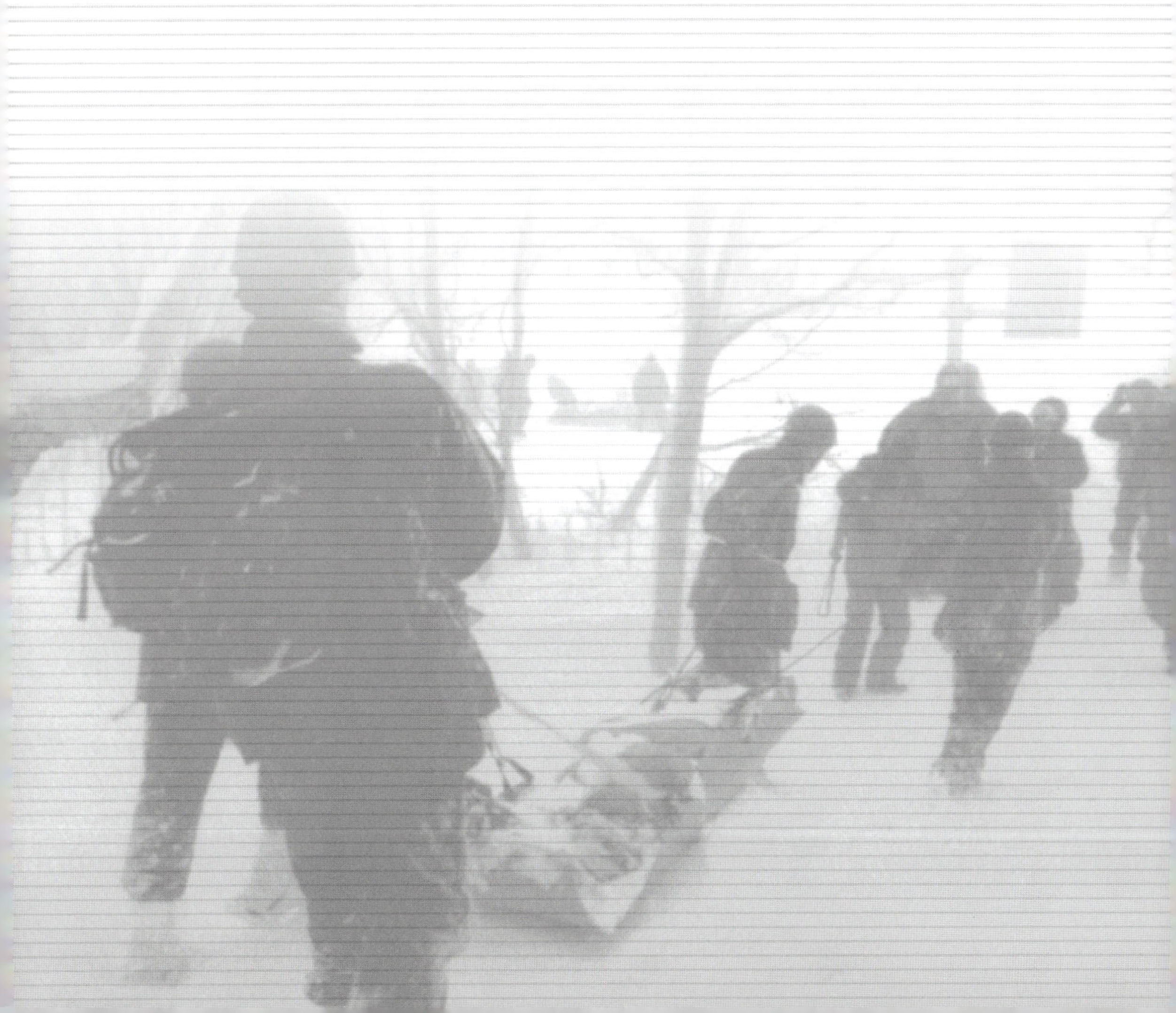

人間は環境温度が上がると、末梢血管を広げて体温を逃がそうとし、汗をかいて気化熱で体表の温度を下げようとします。人体の 60%は水で構成され、体重の 3 分の 2 を占めています。人は体重の 3%の水分を失うと体温の調節が困難になります。

体液は細胞内液と細胞外液に分けられ、水分と電解質（細胞内液はカリウム、マグネシウム、細胞外液にはナトリウム、クロール＝塩化物イオンが含まれる）から成っています。電解質は体内の水分量を調整し、浸透圧、PH を正常に保つことと、神経から筋肉へ刺激を伝える接点で重要な役割をします。

汗には 0.3 〜 0.8%の電解質を含んでいるので、登山中の暑さで多量の汗をかくと水分の他に電解質（特に塩分 NaCl）を失うことになります **（図 55）**。人間の1日の水分摂取量は飲料水、食事を含めて約 2200ml 〜 2500ml で、汗や尿などから同じぐらい排出されます。

図 55 多量の汗で体内の塩分も失われる

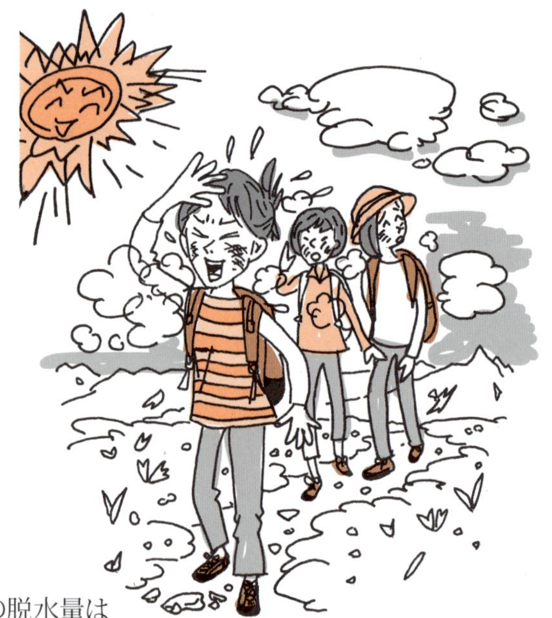

登山中の水分喪失量はどのくらいでしょうか。

気温の高い日などに、戸外で行動すると、多量の汗をかきます。1000ml の汗をかくと約 3g の塩分を失うといい、これは小さじ半分の塩、または梅干し 2 個分、たくあん 6 切れの塩分に相当します。

山本正嘉氏の研究によれば、運動中の脱水量は

脱水量（ml）＝体重（kg）×行動時間（H）× 5 と推定しています。

登山中にどれくらいの水分補給と、塩分補給をしたらよいのかの目安になります。

熱中症

熱中症とは次の 4 つを総合したものをいいます。

❶ **熱ばて**＝発汗→水分欠乏→脱力感、倦怠感、頭痛、吐き気などを引き起こす。

❷ **熱けいれん**＝発汗→塩分喪失→水分のみ摂取→塩分の低下→筋肉のけいれんを起こす。

❸ **熱失神**＝高温下での運動→筋肉の血流量増加＋皮膚血流量の増加→発汗による水分

の欠乏→全体の循環血流量減少→静脈圧、血圧低下→脳血流が減少し、めまいなどを起こして失神する。

❹ **熱射病**＝体温上昇→脳の体温調整が機能しなくなる→著しい体温上昇→意識障害を起こして最悪の場合は死亡する。

熱中症の症状は以下の通りです

❶ 汗が激しく出る
❷ 喉がカラカラになる
❸ ヨロヨロする
❹ めまい、頭痛がする
❺ 周囲が暗くなる感じがする
❻ しゃべれない
❼ 吐き気がする
❽ 意識が薄れ、眠くなる
❾ こん睡状態になる

外見から

❶ 体が熱い
❷ 皮膚がカサカサしている
❸ 顔面紅潮
❹ 脈が早い
❺ 呼吸数が多い
❻ 応答がない

水分の取り方

水分の補給だけでは脱水の改善にならないので、電解質を含むスポーツドリンクを併用します。

飲水量（ml）＝5×体重（kg）×行動時間（H）－10×体重（kg）が目安といわれています。

夏山ではこまめに水分を取りましょう。喉の渇きは水分補給の目安です。朝の出発時にコップ一杯の水を飲み、梅干しや塩昆布などを行動中に取ります。

市販されている経口補水液（OS-1 など）は熱中症の改善におすすめです。

図 56 熱中症になったら

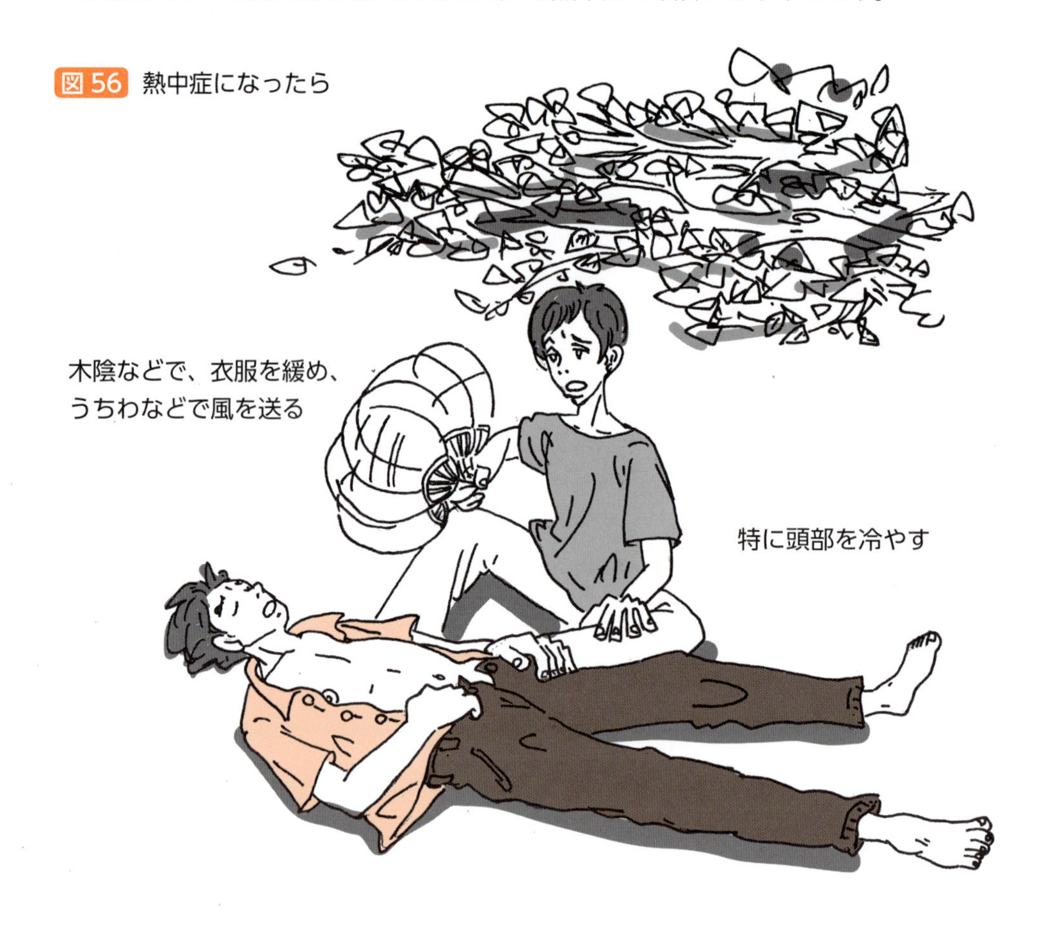

熱中症になったら日陰を選び、衣服を緩め、うちわなどで風を送ります。体を水で濡らしてあおぎます。特に頭部を冷やすことが大事です。意識がはっきりしていれば、水分と少量の塩分を与えます（**図 56**）。

意識障害を起こしている時は迷わず救助要請をしてください。

低体温症

環境の温度が変わっても恒温動物である人間は、体温を上げるための熱産生と下げるための熱放散のバランスを保って生きていかなければなりません。環境の温度を知るセンサーは皮膚にあります。

生命維持装置である脳、心臓、肺などは、環境温度が変化しても 36 度台の体温で正常に機能しています。この核心部（生命維持装置）の温度を**深部体温**といいます。この温度が35度以下に下がることを**低体温症**といいます。

冬山であっても夏山であっても、体温が下がる環境にいれば、低体温症になってしまいます。低体温症では体温が下がっていろいろな症状を引き起こすのですが、さらに踏み込んで、**血液の温度が下がっていろいろな症状が引き起こされる**と理解した方がわかりやすいでしょう。

低体温症が最も恐ろしいのは、早期に意識障害を起こすことです。意識障害になると低体温症を防御する方法が取れなくなってしまいます。

人間の体温を奪う現象は四つあります（**図57**）。

対流	風によって体温が奪われる現象。外気温が10℃で風速が10m/秒であれば体感温度は0℃に近い。
伝導	高温側から低温側へ熱が伝わる移動現象。氷の上に座るとお尻が冷たくなるなど。
蒸発	汗が蒸発する時に体熱を奪う。
放射	衣服を脱いで裸になると体温が放出される。

中でも最も体温を奪う現象は対流（風によって熱を奪われる）であり、低体温症による遭難事故が風の強い稜線で起こっているのがそれを物語っています。

どんな条件で低体温症になるのでしょうか

これまで日本で起きた低体温症による遭難事故を調査してみると、

①気温10℃以下
②風速10m/秒以上
③雨などが体を濡らす天候

で発生しています。

水は空気の約24倍の熱伝導

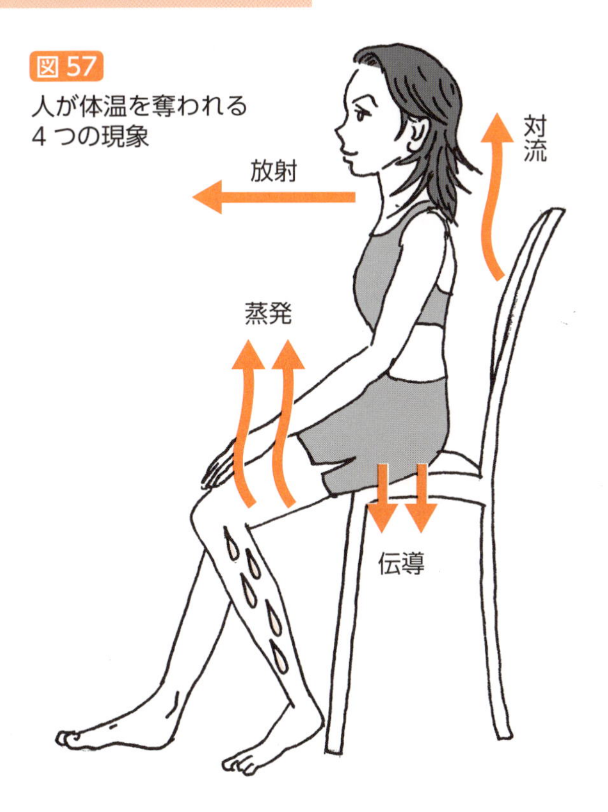

図57
人が体温を奪われる
4つの現象

率があります。したがって体が濡れ、風が強いと体温は加速度的に低下していきます。夏山の低体温症は急性で湿性寒冷下で起こり、冬山のそれは亜急性で乾性寒冷下で起きています。

2009年、夏の北海道大雪山系トムラウシ山でツアー客など8人が犠牲になった遭難事故の際、低体温症で亡くなった人たちの中には、15分で体温が1度下がるというスピードで症状が悪化していきました。これは筆者が1970年代に行った低体温麻酔の臨床で体温が1度下がるのに16分かかるという調査とほぼ一致しています。

体温低下と症状

低体温を自覚する最初の症状は「**寒け**」と「**震え**」です。

人間の体熱は骨格筋によって作られています。体温が下がり始めると、体温を上げるた

表4　体温の低下とそれぞれの症状

体温	主な症状
36度	寒さを感じる、寒けがする
35度	手の細かい動きができない。皮膚感覚がマヒしたようになる。しだいに震えが始まってくる。歩行が遅れがちになる
35～34度	歩行は遅く、よろめくようになる。筋力の低下を感じるようになる。震えが激しくなる。口ごもるような会話になり、時に意味不明の言葉を発する。無関心な表情をする。眠そうにする。軽度の錯乱状態になることがある。判断が鈍る
＊山ではここまで。これ以前に回復処置をとらなければ死に至ることがある	
34～32度	手が使えない。転倒するようになる。まっすぐに歩けない。感情がなくなる。しどろもどろな会話。意識が薄れる
32～30度	起立不能。思考ができない。錯乱状態になる。震えが止まる。筋肉が硬直する。不整脈が現れる。意識を失う
30～28度	半こん睡状態。瞳孔が大きくなる。脈が弱い。呼吸数が半減。筋肉の硬直が著しくなる。心室細動を起こす
28～26度	こん睡状態。心臓が停止することが多い

め（熱産生のため）に骨格筋を全身的に震わせます。このためのエネルギーを身体が必要としますが、カロリー不足（特に糖質の不足）になっていると、十分な熱産生ができません。全身的な震えがくる前に、その環境（悪天候＝濡れる、風に吹きさらされる）から逃れないと、次の段階（34 度以下）に陥ってしまい、意識障害が起きて、もう防御できない状態になります **(表 4)**。

したがって全身的震えが来る前に、早急にその環境から逃れ、体温を奪う条件を変えなければなりません。街では救える命も、山で起きた低体温症は救うことが困難になります。

意識障害がなぜ早期に起きるのか

体内に酸素を運ぶ役目は赤血球の中にあるヘモグロビンが担い、これが肺で酸素と結合して（酸素ヘモグロビン）動脈血にのって身体の隅々まで運ばれ、ヘモグロビンから酸素を遊離して組織に供給します。しかし、体温が下がるとともに血液の温度も下がるために、ヘモグロビンから酸素が遊離しにくくなります。

その理由を少し詳しく知っておきましょう。

これを知るには酸素を運ぶヘモグロビンの性質を示す「酸素解離曲線」を理解する必要があります。**図 58** を見てください。縦軸に酸素飽和度＝酸素とヘモグロビンの結合する割合を示し、横軸には酸素分圧＝組織の中の酸素量を示した酸素解離曲線です。

正常体温ではそのカーブは S 字状様（黒線）の関係になります。体温が 36 度台、海抜 0 mで呼吸をしていれば、酸素とヘモグロビンの結合は、酸素が最も多い肺の中では酸素分圧 100mmHg なのでヘモグロビンとは 98%結合します。しかしなんらかの原因で肺の酸素分圧が 60mmHg 以下になると酸素飽和度は 90%を切るようになり、呼吸困難となり酸素吸入が必要になります。

ヘモグロビンは酸素が多いところでは酸素としっかりと結合しますが、酸素の少ないところでは（末梢の組織）では、結合していた酸素を解離、放出する性質があります（組織に酸素を供給する）。

末梢組織、毛細血管の酸素分圧は約 20 ～ 40mmHg ぐらいです。例えば酸素分圧 30mmHg の組織があるとしましょう。そこに到達した血液は、その組織の酸素飽和度が 60%ですから 98%の酸素飽和度を持つ血液は 60%の酸素をヘモグロビンに残したまま、98%－ 60%＝ 38%の酸素を離して組織に供給することになります（黒斜線・組織の酸素解離量）。

第7章

図 58　酸素解離曲線

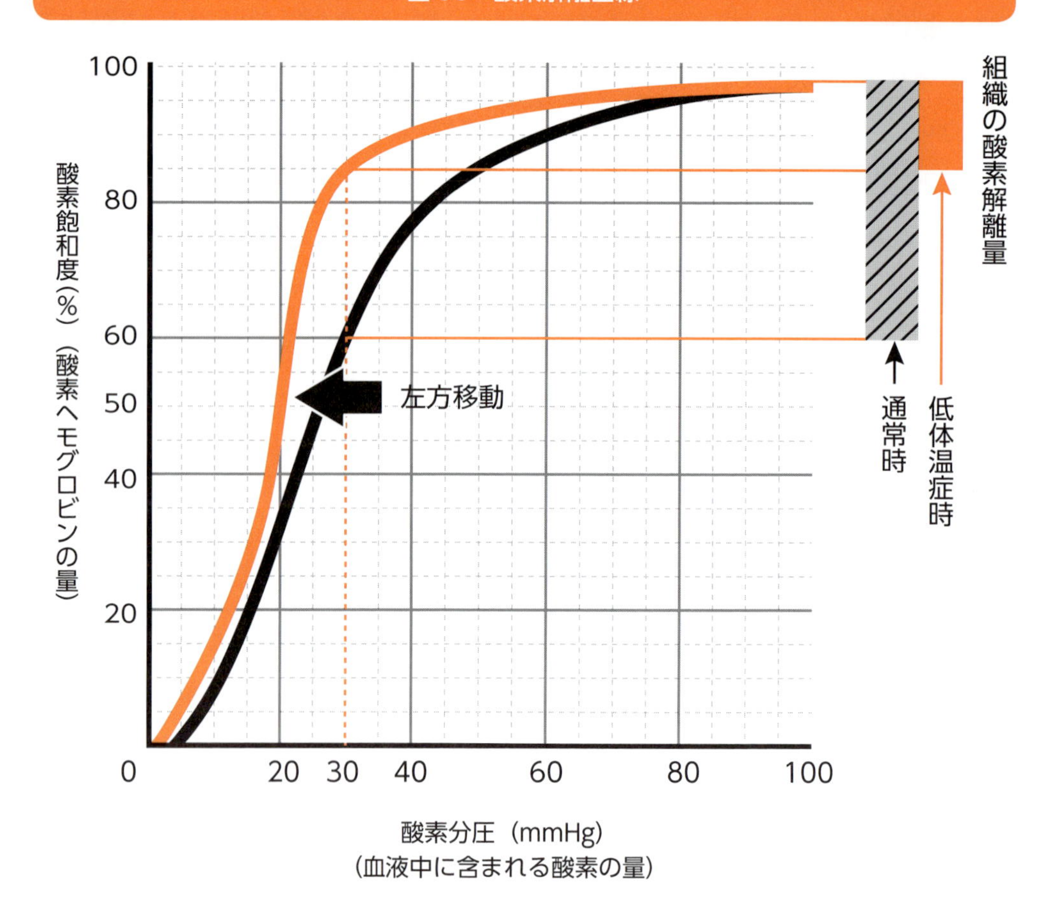

しかし、体温 35 度以下の低体温症になると血液温度も下がりこの酸素解離曲線が左方移動するという現象が起こります。そして低温下でのヘモグロビンは酸素と結合しやすくなり、酸素を離しにくくなるという性質に変化します。30mmHg の組織は常温では 60% の酸素飽和度ですが、低温下では酸素飽和度が 85% になります。するとこの組織は 98%−85%=13% しか酸素を供給されなくなります（赤帯の部分の酸素解離量）。

つまり血液の温度が下がるとヘモグロビンから酸素が離れにくくなるので、組織は酸素をもらえない状態になってしまうのです。そうすると全身の酸素量が不足します。特に脳は早期に酸素欠乏状態に陥って意識障害を起こします。これが低体温症が引き起こす意識障害と推定します。

トムラウシ山の遭難時には、低体温症になり始めた登山者をリーダーが介護している間、他の登山者は吹きさらしの中でしゃがんだ状態で約 1 時間待機していました。そして再び行動しようとして立ち上がった時に、低温になった血液が全身に回ったために、待機場所から数 10 mの所で多くの人がバタバタと倒れてしまいました。

これは静から動に移った瞬間に低温の血液が全身に回ったため、脳の酸欠をはじめ各臓器の機能が急激に低下して起こったものと思われます。これが短時間のうちに多数の犠牲者を出した最大の要因です。この遭難で助かった方は、「意識障害が断片的に来て方向感覚、空間認識がなくなり眠くなった」と証言しています。

低体温症にならないために、なってしまったら

悪天候下の登山は体力の消耗が著しく、消費エネルギーも大きいものです。環境が体温を下げる条件になれば、容易に低体温症が起こります。

これを避けるためには、まずその環境から逃れることが第一。風を避けられる岩陰、ハイマツ帯の中へ避難、ツエルト（簡易テント）をかぶる、濡れた衣類を着替える、チョコレートなどの高カロリー食を摂る、温かい飲み物があればそれも摂るなど、熱を逃がさないようにします。また熱を生み出すカロリーの補給が大切になります。

危急時対策用としてもツエルトの持参は必携です。

悪天候の中で低体温者を救助するのは条件によってはかなり難しいのですが、まず体温を奪う４つの条件（対流、伝導、蒸発、放射）すべてを遮断します。風の当たらないところに収容（ツエルトなどを使用する）し、断熱マットを敷き、乾いた衣類に替える、または重ね着をする、寝袋の中に入れ、湯たんぽなどの熱源を入れて温めます。

皮膚をこすっただけでは深部体温は上がりませんので、湯たんぽは股間、脇の下、頸部など動脈が触れる場所を温めます。この時、意識状態やバイタルサインを見ることも重要です。

温めればよいのだからと、意識障害を起こしているような低体温症者を、風呂に入れるとどうなるでしょうか？　風呂に入り体表面から加温されることで、体表面の血管が広がり、血液が体表面にプールされたようになります。しかし、心臓はまだ低温状態のため動きが悪く、ポンプとして十分な血液を送りだせません。そのため体全体の血液量が足りない状態になり、ショックを起こしてしまい死期を早めることになりかねません。

これを「復温ショック（Rewarming Shock）」といいます。やってはいけない加温法です。加温はできれば温風が理想的ですが、濡れた衣服を乾いたものに替え、重ね着させて寝袋に入れ、湯たんぽ（温かい湯をいれたペットボトルなどにタオルを巻いて温度調節をする）などの熱源で身体全体を温めていく方法が山では最適です。

山道を走るトレイルランニングはスピードを上げるために軽装であり、天候が悪化したときには、低体温症になりやすいと考えられます。彼らにも低体温症の知識を得てもらい、

大会の主催者には十分な救護態勢をとることが望まれます。

低体温療法を知ってますか?

低体温症とは、悪天候や低温環境のなかで体温が生命を維持できる温度以下に下がり始め、各臓器の機能が低下して意識障害を起こし、やがて死に至ることもある症状をいいます。

山の遭難では昔から低体温症が原因と思われる死亡事故を「疲労凍死」といってきました。疲労凍死とは、その過程や根拠を定義づけることもなく使用してきた言葉ですが、今なら疲労凍死=低体温症と考えても差し支えないでしょう。

ところで、人間の体温が下がるということはマイナスの面だけでしょうか? 現代の医学界には人為的に人間の体温を下げる治療法があります。それが「脳低温療法」で、脳に障害を受けた時に、障害をそれ以上進行させないように体温を下げるのです。

脳は重大な障害を受けると腫れ、進行的に組織が破壊されやすくなります。この進行を止めるために体温を下げるのです。

体温を下げるということはどういうことでしょうか?

人間は何もしないで安静にしていても呼吸し、心臓が動いているだけでもエネルギーを使います。これを「基礎代謝」といい「生命を維持するための最小限のエネルギー」を指します。この代謝機能を低下させ脳細胞への進行性のダメージを抑えようとする治療法が低体温療法です。

では、具体的にはどんな治療法なのでしょうか?

脳にダメージを受けた患者は先ず全身麻酔をし、筋弛緩薬(筋肉が動かなくなる)を投与し、人工呼吸装置を取り付け、震えを抑えるために自律神経遮断薬を投与して水冷式のブランケット(冷たい水が循環する装置)で覆って体温を31~33度ぐらいまで下げます。これで脳のダメージを最小限に抑えることができるのです。何らかの原因で脳のダメージを受けた場合、6時間以内にこの治療法を行えば成果が得られるとされています。

日本の元サッカー代表監督だったイビチャ・オシムさんが脳梗塞で突然倒れた時に、この脳低温療法が行われ、四肢マヒを最小限に抑えることができました。

またF1ドライバーのミヒャエル・シューマッハさんがスキー中に転倒し頭部を打って意識不明になったときにも、やはりこの治療で意識が回復したという事例があります。

山でしばしば死亡事故に繋がる低体温症ですが、命を救うために低体温状態を人為的につくりだす治療法もあるのです。

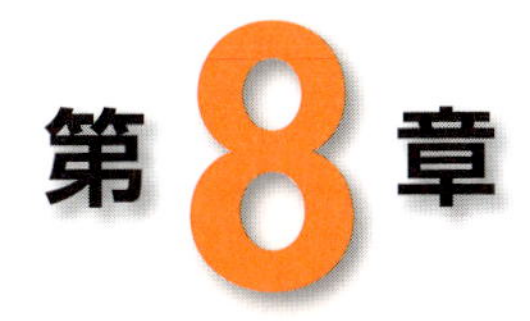

第8章

凍傷

凍傷は重症になると手指、足趾（そくし）（足のゆび）が壊死（細胞が死ぬこと）してしまい、切断術を要し、その後の生活に重大な影響を及ぼします。

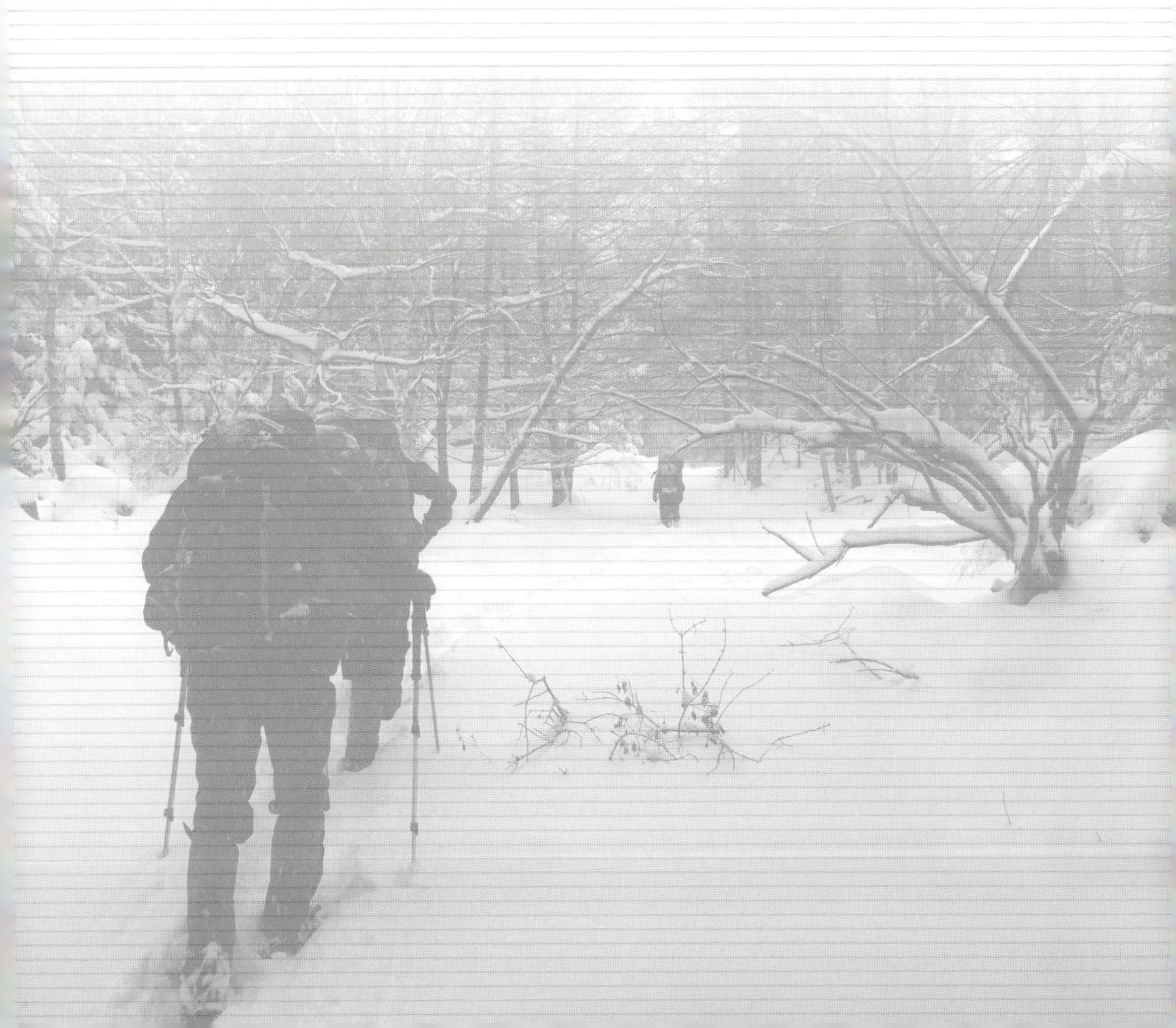

凍傷はこうして起こる

凍傷になる絶対条件は「寒冷」です。環境温度が低下すると交感神経が反応して体熱を逃さないために血管が収縮します。心臓から最も遠い手足の血管の直径はミクロン単位の細さであり、血管が収縮するとさらに細くなり血流が悪くなります。局所がより長く寒冷にさらされると、より狭くなった血管は閉鎖状態になり、血流が止まってしまいます。

そして、血流が止まった先の細胞は、酸素も栄養も届かなくなるので、やがて壊死します。

凍傷は心臓から最も遠い手指の場合、指先に冷たさを感じて始まります。次に末梢神経へ行く血行が悪くなるために、ジンジンとした感覚を指先に感じます。この時にはすでに最も細い血管は閉鎖していて、次第に指先の感覚がなくなっていきます。自覚的な感覚はここまでで、皮膚は肌色を失い白っぽくなります。この時に濡れた手袋を替えるなど指先を寒冷にさらしている条件を変えないと、症状が進行してしまいます。

足の趾（ゆび）の場合、登山靴を一度履くと、脱いで足先をチェックすることがなかなかできなくなります。もし足趾がジンジンとするようであれば、行動を中止して温める手段を考えてください。

末梢神経に血液が行かなくなってジンジンとする症状は、イエローカードが上げられた状態と思ってください。

指の場合、指動脈という主な血管から酸素や栄養を受け、この血管が先端に行くと毛細血管になっていきます。寒冷にさらしている時間が長くなると次第に指動脈まで血行が悪くなり、凍傷の範囲、深さが広くなります。皮膚色は次第に薄紫色になり、指先の感覚はなくなってしまいます。この時皮膚には水疱（すいほう）形成などはなく、紫色に変わっていきます。深部凍傷になりつつある過程です**（図59、60）**。

凍傷は寒冷にさらした時間が長ければ長いほど重症になります。

凍傷になりやすい部位

登山中に最も凍傷になることが多いのは、強風下の稜線上です。気温が0℃以上の時でも起きます。国内では冬山登山人口の多い八ケ岳で受傷するケースが多く、凍傷部位では手指が大半です。中でも、右の中指、環指（薬指）、小指の受傷率が高くなっています。これは右手にピッケルを握るため、金属からの寒冷伝導で指の熱が奪われることと、関節が屈曲位になっているために、血流に影響を与えていることが原因と思われます。

足趾の場合は母趾（親ゆび）と第Ⅴ趾（小ゆび）の受傷が多いのですが、これは登山

図 59　手の動脈

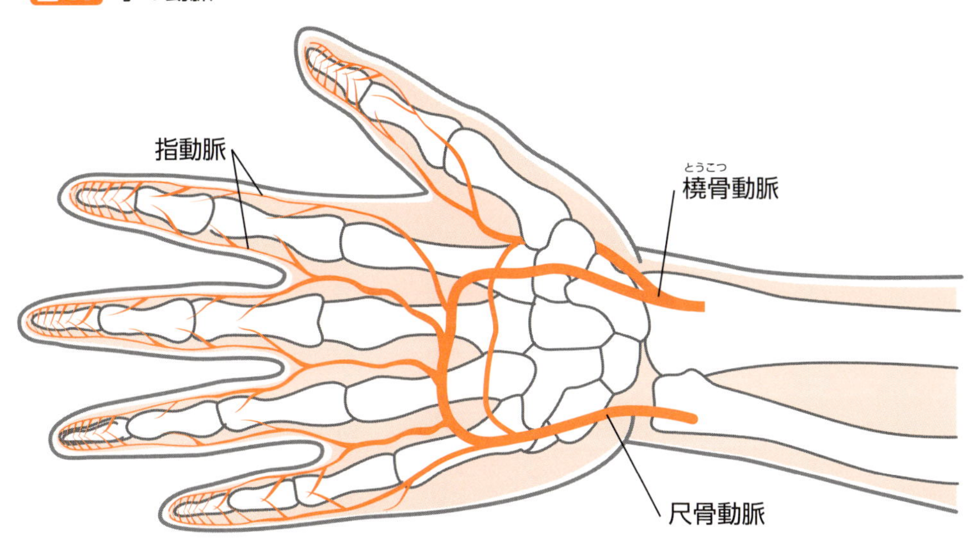

図 60　皮膚の断面

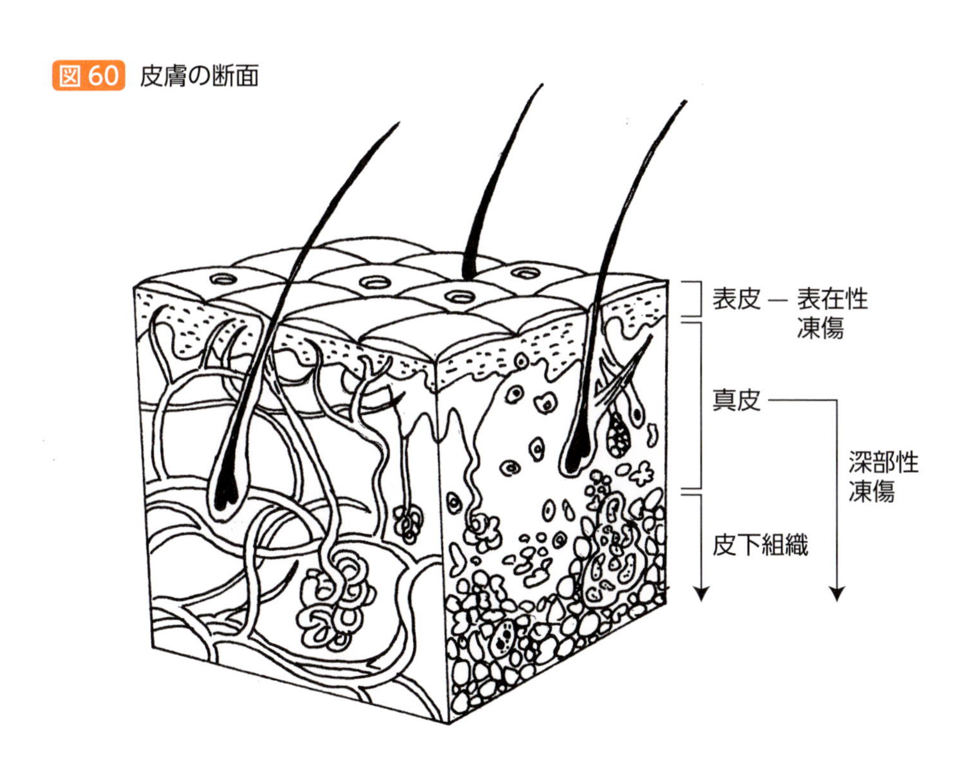

靴の中で、この趾に圧迫が加わったための循環障害と思われます。

顔面や耳の凍傷はよく起きるのですが、顔面は血管が豊富で血流がいいので、自然に治癒することがほとんどです。

凍傷の分類と経過

筆者は凍傷を表在性凍傷、深部性凍傷、混合性凍傷の三つに分類しています。理由は、組織が再生する、または、壊死して切断術を要するかどうかの違いです。

表在性凍傷は水疱を形成する表皮止まりの凍傷で、再生能力がありますが **(図 61)**、深部性凍傷は受傷が真皮までおよび、やがて壊死になり、切断術を要します。**図 62** は足の深部性凍傷の血管造影写真です。足趾の根元までの血管は造影されていますが、すべての足趾でつま先への血管は造影されていません。最終的には両足のすべての趾の切断術を要しました。高所でのビバーク中に受傷した例です。

混合性凍傷はこれらの二つが入り交じったもので、これも後に切断を要することになります。

水疱のある表在性凍傷は治療を始めて約 3 週間で水疱部分の表皮が硬くなって、甘栗の皮のように表皮だけがはがれてきて再生します。

深部性の凍傷も3週目で壊死部分と正常な部分がはっきりと分かれてきます **(図 63)**。手術は切断面の皮膚が丈夫になる受傷後 8 週目以後に行った方が術後の治りが良好です。

凍傷の所見と経過	
表在性凍傷	病変は表皮どまりか、一部真皮まで及ぶ。これに皮膚の色が変わる発赤、浮腫、腫れ上がる腫脹、水疱をともなう。皮膚は淡白色、淡赤色、あるいは紫色を呈し、ウェットな状態である。一見して皮下には赤みがあり、皮膚が生きているという印象を受ける。水疱は次第に乾燥し、表皮は黒褐色となり剥離し、下から新しいピンク色の薄い表皮を見る。約 3 週間で治癒経過をたどる。
深部性凍傷	病変は真皮から皮下組織、骨にまで達している。全体がすでに委縮し、しわを形成し、皮膚は黒紫色、白蠟(はくろう)化している。一見して血行がないという印象を受ける。その経過は黒く硬い乾性壊死(ミイラ化)に進む。正常組織と壊死との境い目は 3 週間で完成し、後に切断術を要す。高所登山で受傷した凍傷は、この深部性凍傷が最も多い。

図 61　表在性凍傷の水疱はその時の条件によって大きさが変わる

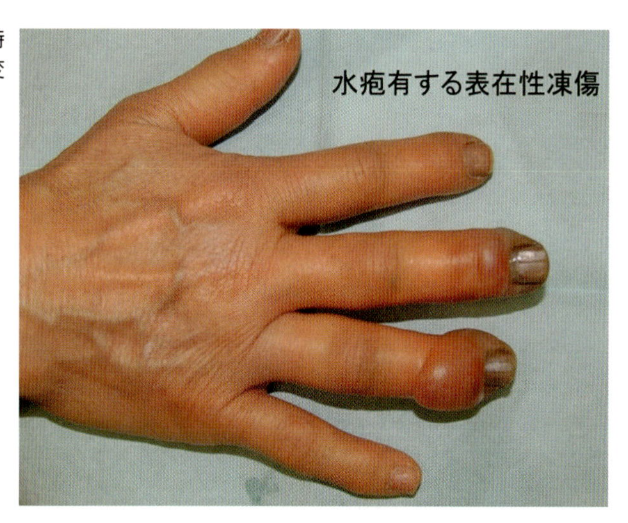

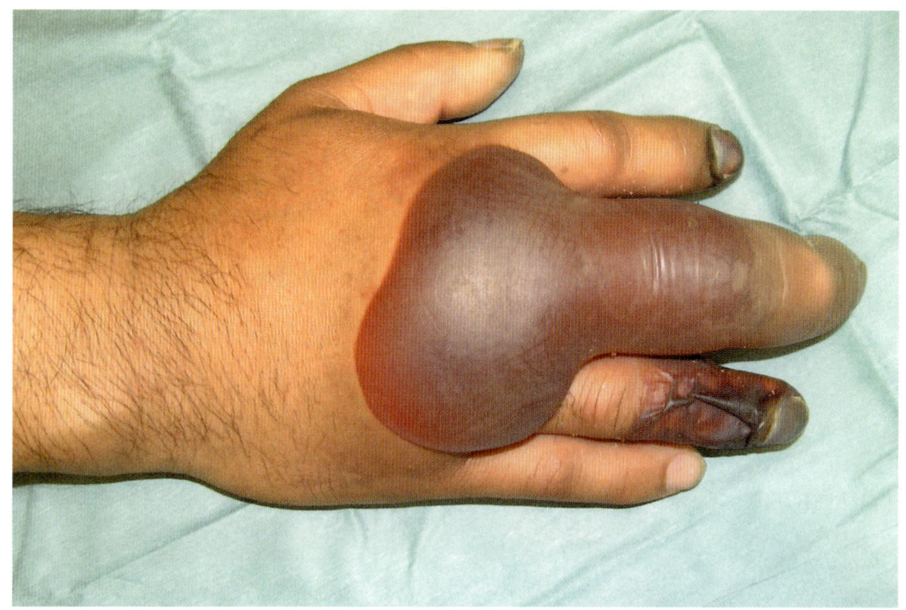

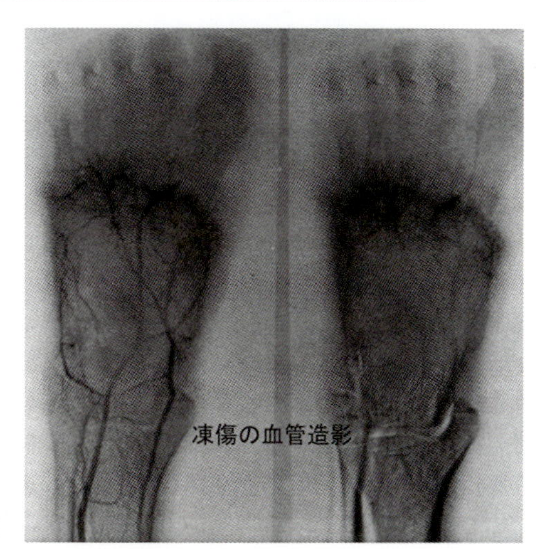

図 62　凍傷になった足の血管造影写真

第8章

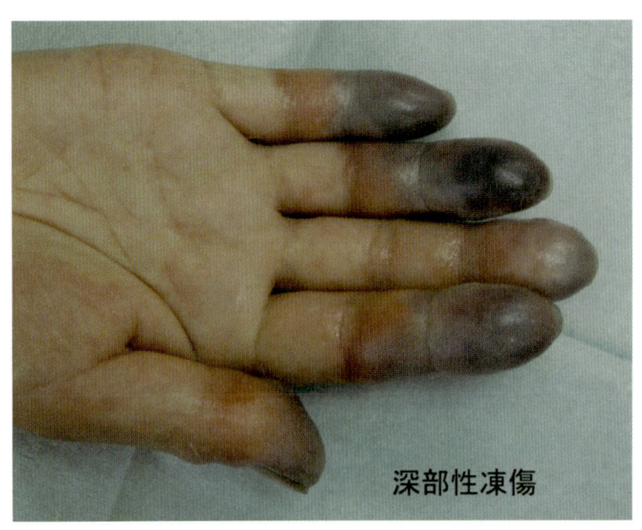

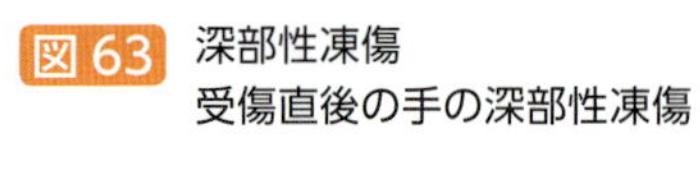

図63 深部性凍傷
受傷直後の手の深部性凍傷

受傷後 3 週間で壊死部の
分界線がはっきりする

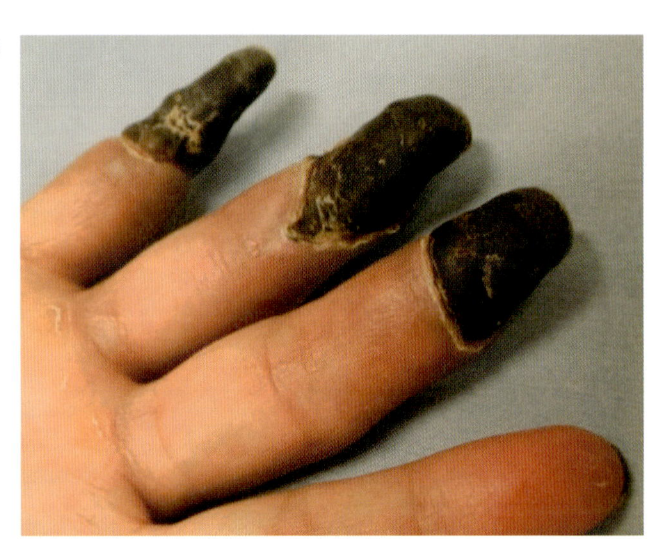

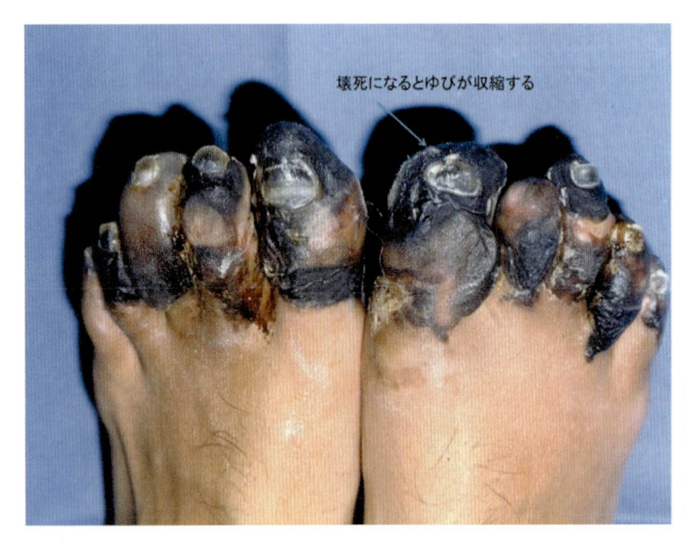

受傷後 4 週目の足の深部性凍傷
受傷者は、K2 に登頂後 8000 m でビバーク、高所キャンプより足を温浴しながら下山、深部性凍傷を最小限に抑えられた例

凍傷治療の裏話

1973 年秋、ポストモンスーンのエベレスト初登頂に成功した加藤保男氏はアタック時に重大なミスを犯してしまった。酸素ボンベの点検を誤ったために頂上からの下山時に無酸素になってしまい下山スピードが落ち 8600m 地点でビバークすることになった。高所障害のため視力がほとんどなくなり、手探りの状態で相棒の酸素を時々吸わせてもらって救助隊に合流し、ベースキャンプに降りてきた。登山靴を脱ぐと両足先端の三分の一が褐色になり、触ると氷のように冷たかった。重度の凍傷になり、褐色になった部分と右手の指を失うことになる。

イケメンの彼は土日ともなればファンの女の子で病室は見舞いの順番待ちで賑わうほどだった。歩行に困難を伴うようになったが、少しもめげることはなかった。明るい性格の彼は凍傷になる前と少しも変わらなかった。

1982 年最も難しいといわれた冬季エベレストの登頂に成功した。春、秋、冬のエベレスト三冠登頂者になったが遭難し、再び彼と会うことはかなわなかった。

それからしばらく経って 1990 年に日本人が初めて発見した小惑星が加藤保男氏の偉業をたたえて「KATO」と命名された。彼が「星の王子さま」になったことはあまり知られていない。

筆者は 40 年近く凍傷患者を診てきたが、年間の患者数にしたら年 30 人平均であり、その人数は極少数ということになる。しかし、何故か私のところに集中した。おかげで診療総数が 900 例以上に及んでしまった。好きで凍傷患者を集めた訳でもないし、むしろ壊死になった手や足のゆびを切断することは、する側もされる側も決していい心地ではないし、むしろ避けて通りたい。

数が増えるに従ってなんとか切らずに治してあげたいと思うようになった。当時、凍傷の治療法なんてどこにも詳しく書いてない。温浴したり、血液をサラサラにする点滴を投与したり、交感神経をブロックして血管を広げてみたりとさまざまな方法を試した。暗中模索とは正にこのことを指しているようなものだった。

ある日、病院の廊下で顔見知りの某製薬会社員に声をかけられた。

「先生、今度うちの会社で開発した血管拡張薬の臨床治験（実際に患者に使用してその効果を確かめる）をこの病院でやろうと思ってます」

いったんは「あ、そう」といってすれ違ったが、「待てよ血管拡張剤なら凍傷治療に使えるはずだ」とふと思い、彼を呼び止め、治験用の血管拡張薬を 100 本譲り受けた。もともと血管が詰まってしまう病気に使うために作ったものだから凍傷の治療は想定していない。でも先ずその効果を確かめたい。最も簡単にできる検査は体表の温度を色で表現できるサーモグラフィーという検査器械で体表の温度変化を知ることだ。製薬会社からサーモグラフィーを持ってきてもらい、早速測定してみた。

点滴前後を比べてみるとあきらかに点滴中から指の先がオレンジ色、赤色に変わり体表の温度が上がって血流が改善した。患者も指先が温かいと表現した。「これだ、これを凍傷治療に使おう」

プロスタグランジンというこの薬のおかげで凍傷の治療は飛躍的に改善した。

数年後、この薬は当時の厚生省の認可がおり発売されたが、厄介な問題が起こってしまった。

本来は血管障害のための薬であるために、凍傷の治療に使用すると保険適用にならない。保険が適用にならないと使えば使うだけ病院の損失になってしまうし、自費払いになるために凍傷患者には割り増しの費用がかかる。保険適用外の通知が来るたびに私は使った理由を長々と書き、論文や使用したデータを添えて保険審査委員に提出しなければならない。数回のやり取りでは先ず凍傷とはどういうものであるかを説明し、その使用による効果を伝えてやっと認可してもらった。

勤務が東京都から神奈川県になると神奈川県の保険審査委員からクレームがきてまた同じ説明をしなければならなかった。

凍傷患者は稀な傷病であるために医療関係者の中でも病因の理解度は低かったように思われた。

現在は凍傷例にこのプロスタグランジンを使用できるようになった。凍傷の病状を理解してもらうために奔走した日々のことは、よい思い出となっている。

現場でやっていいこと、いけないこと

表在性凍傷にできる水疱は決して破ってはいけません。

水疱を破ると感染を起こしやすくなり、一度感染が生じると治りが非常に悪くなります。また水疱を切り取ってしまうようなことがあると真皮の乾燥化が起こり、これも治りが悪くなります。

凍傷になった時、受傷部の再凍結は起きるのでしょうか？　凍傷では下山するまでの間に、テント内や山小屋で温浴をして温め、再度寒冷の中を下山すると凍傷部分が悪化するので、途中で温めてはならないと書かれている文献を目にします。しかし、900 例以上の凍傷を治療した筆者は、この再凍結して凍傷になった部位が悪化したという例を一度も経験していません。

「凍傷は寒冷にさらした時間が長ければ長いほど重症になる」と述べたように、早期に温浴をし、保温に気をつけて下山すれば問題はありません。

実際、K2 や八ケ岳の受傷例で途中のテントや小屋で温浴をした例がありますが、特に悪化した様子もなかったということですので、むしろ積極的に温めて、血行再開を早期に促すべきだと考えています。

温浴を行う場合は、テントや山小屋の環境で温度が下がらないように、42 ～ 43℃の湯に 30 分以上浸けます。その後、乾いた布で水分をよく拭き取り、保温性に優れた羽毛服などでくるんで保護し、下山します **(図 64)**。

足の凍傷の場合は受傷者を歩行させずに、背負って下山する方法を考えます。重症度が高ければ、救助要請もありえます。

下山するに当たって、受傷部が手指の場合は小さめの使い捨てカイロ（非常用に常時携帯しておきたい）があれば、低温熱傷にならないように布でくるみます。これを手袋の中に入れ、手首の動脈（脈の触れる所）の血液を温める感覚で、加温しながら下山します。足趾の場合も同様に足首を温

図 64 凍傷部分の血行再開のための温浴

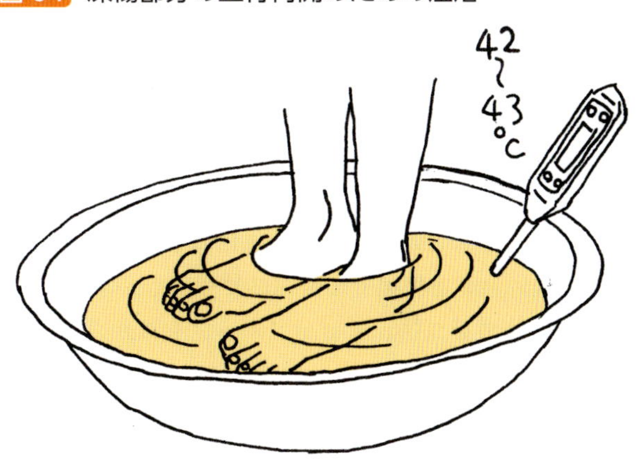

湯の温度管理は 42 ～ 43℃くらいで

第8章

めるようにします。

凍傷は「三首（手首、足首、首）の冷え」が影響を及ぼします。

首には交感神経の「星状神経節」があり、顔や腕、手の血管の血流を調整しています。首が冷えると交感神経が優位になり、血管が収縮してしまいます。ネックウオーマーを使用すると手まで温かく感じるのは、この優位を防いでいるためと思われます。

いずれの凍傷も受傷後４日以内に治療を開始したいものです。

病院での治療は血管拡張薬であるプロスタグランジンの点滴、より重症であれば高圧酸素療法などを併用して行われます。

凍傷にならないために

凍傷の発症は疲労と関係しています。

- 装備は準備段階から十分にチェックしましょう。手袋や靴下のスペアは忘れてはいけません。
- 行動中は、温かい飲み物と水分を十分に摂ります。ビバークは体力のあるうちにするようにします。ビバーク中に凍傷になる例がたくさんあるので、気をつけましょう。
- 早朝の最低温時と稜線上の強風時に受傷しやすいので、冬山は行動時間を短くするためにも、体力をつけ、スピードアップをはかります。
- 一度でも凍傷を経験すると、受傷部位には寒冷に敏感になる後遺症が出やすくなります。凍傷予防の薬はありません。

凍傷はヒューマンエラーによって起こるものです。注意すれば防ぐことができる傷病です。

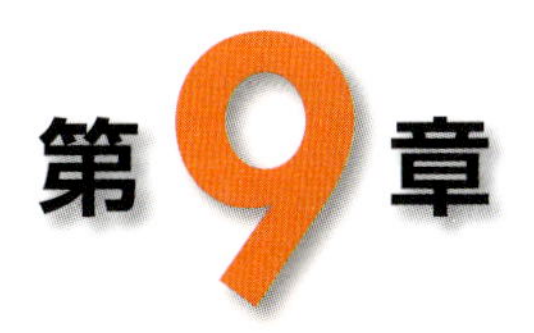

第9章 脳と心臓の急変

日本における病気の三大死因は悪性新生物（癌）、脳血管障害と心臓の病気です。

脳と心臓の病気は中高年に多く発症しますが、中高年の登山者が増えた現在、登山中にこれらの病気が突然起こりうる可能性も高まっています。

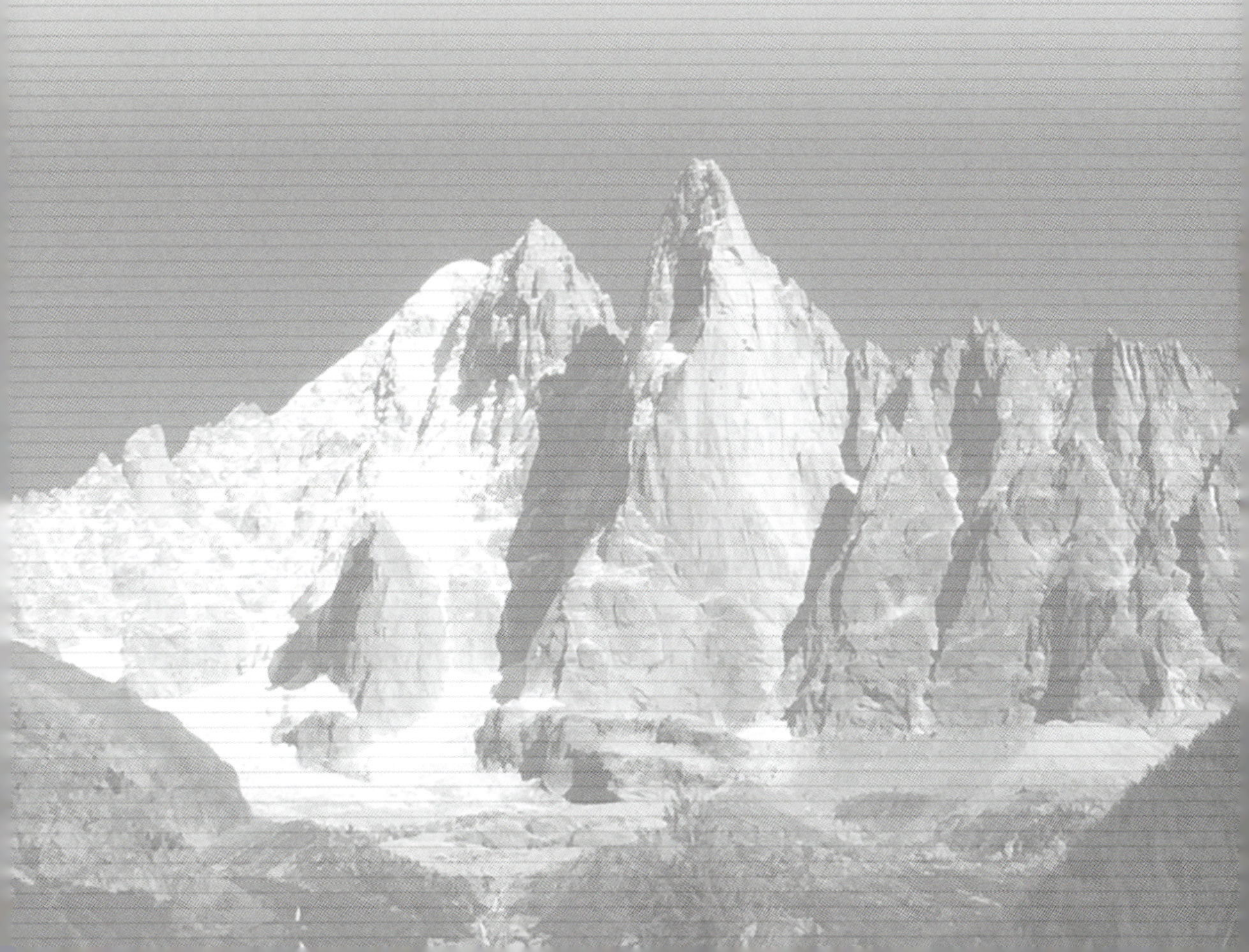

脳の急変

突然の脳障害には脳梗塞（脳の血管が詰まってしまう）と脳内出血（脳の血管が破れる）があります **(図 65)**。 登山中に、外傷もないのに突然の激しい頭痛、めまい、手足のマヒ、言葉のもつれなどの症状が出て、意識障害を起こすようであればこの脳障害を疑います。

図 65 脳の急変

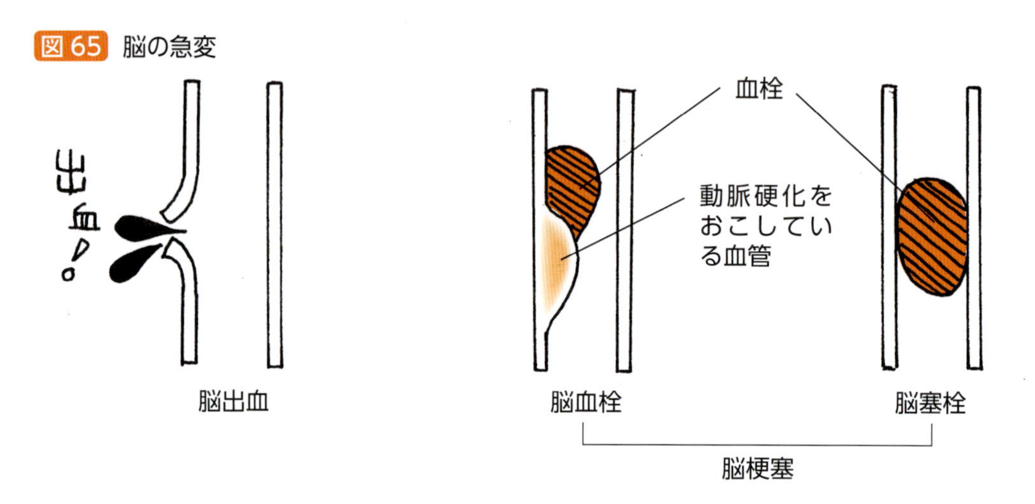

脳梗塞は、脳血管が動脈硬化を起こし、徐々に血管が狭くなったところに血の塊（血栓）ができて詰まってしまう場合（脳血栓）と、心臓から血の塊がとんできて詰まってしまう場合（脳塞栓）とがあります。詰まった血管の先の脳に血液がいかなくなるので、脳の機能が損なわれて手足の運動障害、感覚障害、ことばがもつれるなどの障害を起こします。

このような時は、平地でも山でも安静が第一で、早急な搬送が必要になります。高血圧、心臓病の人に多く発症し、緊張、過労、飲酒の時に起こりやすくなります。

脳内出血は、高血圧の人に多く発症し、脳内の血管壁が突然破れて出血します。過労、飲酒、精神的興奮などの時に起こることが多く、突然の激しい頭痛、けいれん、マヒ、意識障害を発症し、呼吸困難を起こします。出血場所によっては、山では救命することが難しい場合がありますが、症状が軽度の場合もあるので、安静にして救助を待ちましょう。

脳の急変に対する有効なＦＡはありませんが、気道確保や**こん睡体位**にすることが大切です **(図 66)**。こん睡体位とは、意識のない傷病者を仰向けにすると、吐いた物を誤飲したり、舌の根本が沈下して呼吸困難になったりすることがあるため、うつ伏せにして枕を置き、顔は右側向きで右肘を直角に曲げ右の胸部を浮かすような体位にすることです。これで呼吸しやすく、舌根沈下を防ぎ、嘔吐による窒息を防ぐことが出来ます。

頭部の外傷 (図 67) は、多くが落石や転滑落などが原因となって受傷します。この受

図66 脳の急変時はこん睡体位に

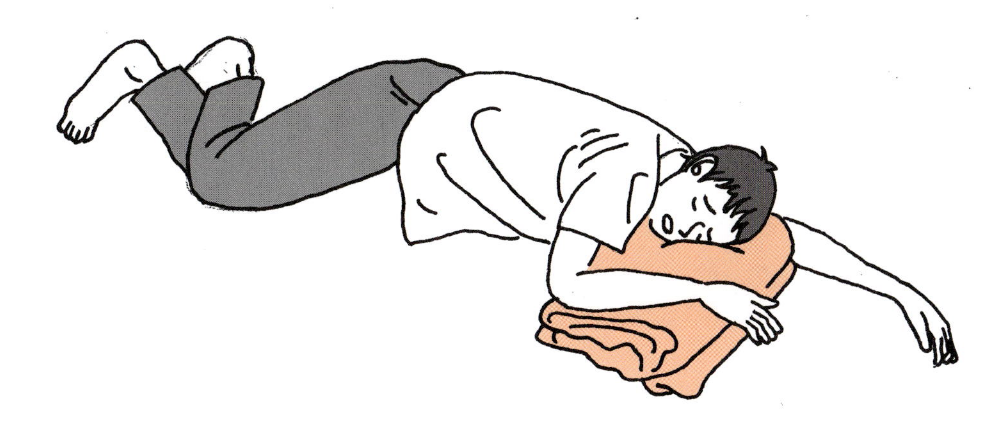

傷を評価する重要なポイントは「**意識状態**」です。

①脳が揺さぶられた状態で一次的に意識が消失する→脳しんとう

②頭を打って頭皮の下に出血する→皮下血腫（たんこぶ）

③硬膜（こうまく）の外側に出血した→硬膜外血腫（最初は意識状態は悪くないが、血の塊である血腫が次第に大きくなると硬膜の上から脳を圧迫して、次第に意識障害を起こすようになる）

④硬膜の下で血腫が直接脳を圧迫→硬膜下血腫（最初から意識障害がある）

⑤脳そのものに損傷を受けた→脳挫傷

⑥目の周囲、耳から出血が見られる→頭蓋底骨折

頭部外傷の場合も、意識をはじめとしてバイタルサインが悪ければ重症度、緊急度が高く、場合によっては救命が難しくなります。

落石や滑落、転倒による頭部の外傷を防ぐ目的で、北アルプスをはじめとした各山小屋ではヘルメットの貸し出し（有料）をしています。備えあれば憂いなしです。積極的に利用しましょう。

図67 頭部の外傷

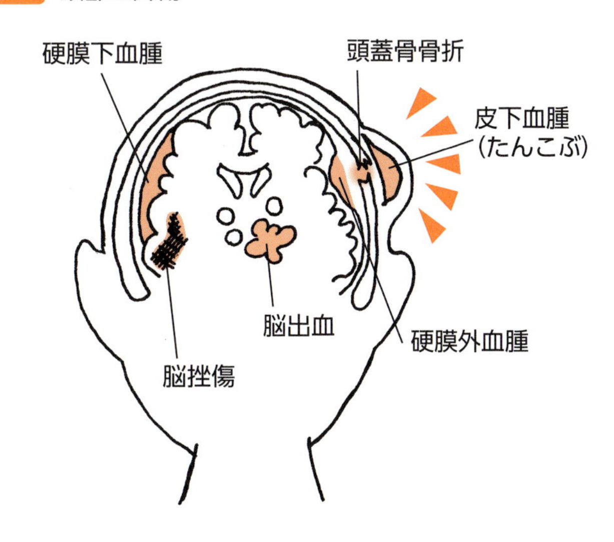

第9章

心臓の急変

狭心症　心臓を動かしている筋肉を心筋といいます。この心筋には冠動脈（かんどうみゃく）という血管から酸素や栄養が送られています。この冠動脈が硬くなり、コレステロールが溜まったりすると血管腔が狭くなり、血液の流れが不足してしまいます。

このような時に「狭心症発作」といわれる鋭い胸部痛や呼吸困難を起こすことになります。激しい運動、過労、飲酒などの時に起こりやすくなります。軽い例であれば発作が治るまで安静にしていてください。特効薬のニトログリセリン（血管拡張剤で冠動脈を広げ、血流を改善する薬）の使用で発作は治まります。

狭心症と診断された人の登山は要注意です。

心筋梗塞　冠動脈が完全につまってしまうと血流が止まって、心臓の筋肉に酸素も栄養も行かなくなり心筋は壊死状態になります。心筋梗塞を起こすと、「死の恐怖」を味わうような強烈な胸の痛みを訴えます。これにニトログリセリンは無効です。運動中や入浴、飲酒中に起こしやすい病気です **（図 68）**。

図 68　心筋梗塞

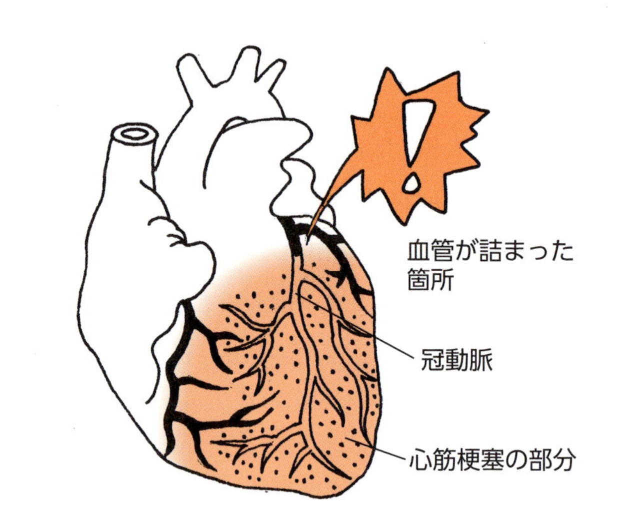

本人が最も楽な体位にし、絶対安静を要します。胸痛が長引くようであれば緊急性が高くなりますので、救助要請を急がなければなりません。

大動脈の急変

大動脈は心臓から出て行く最初の血管で、太くて常に高い圧力を受けています。この血管に動脈硬化が起こると、血管壁の弱い所が血流の圧迫を受けて「こぶ」のように膨らみます。これを大動脈瘤（だいどうみゃくりゅう）といいます **（図 69）**。

このこぶの血管壁の強度が弱くなると突然破裂します。症状として、強烈な胸痛と背中の痛みを訴えます。人によっては背中をバットで殴られたような痛みと表現することもあります。破裂によって血圧が下がってショック状態になり、意識を失います。救命はかなり困難になります。

これら脳出血、心筋梗塞、大動脈瘤破裂は「突然死」といわれるように、急性に死亡することのある病気です。

図69 大動脈の急変

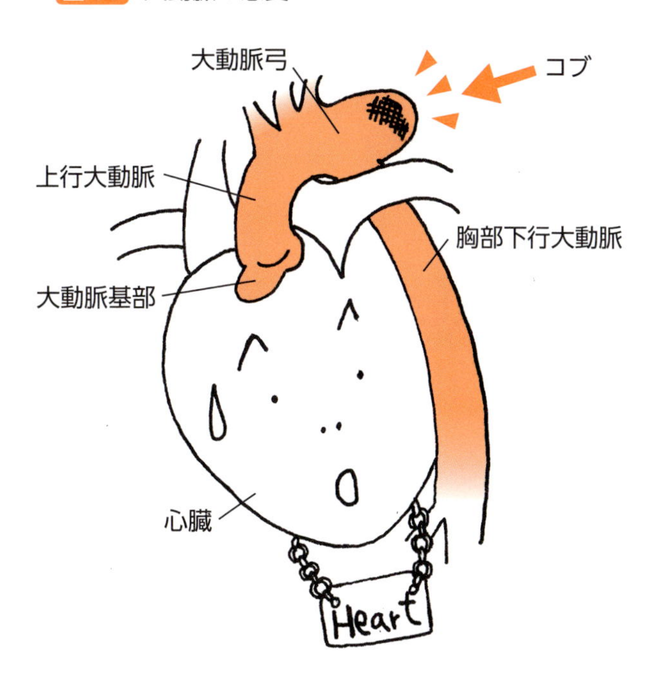

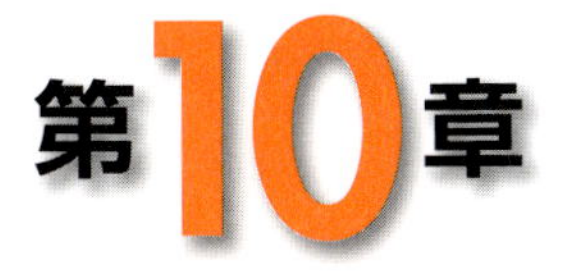

第10章

山での腰痛と膝の外傷

重いザックを背負って行動する登山は、腰に相当の負荷をかける運動です。腰は動く範囲が大きいにもかかわらず、強度があまりないという弱点を持っています。このために、腰痛は人間の宿命ともいわれています。よくいう「ギックリ腰」は病名ではありません。急性腰痛症を総称してそう呼んでいるものです。

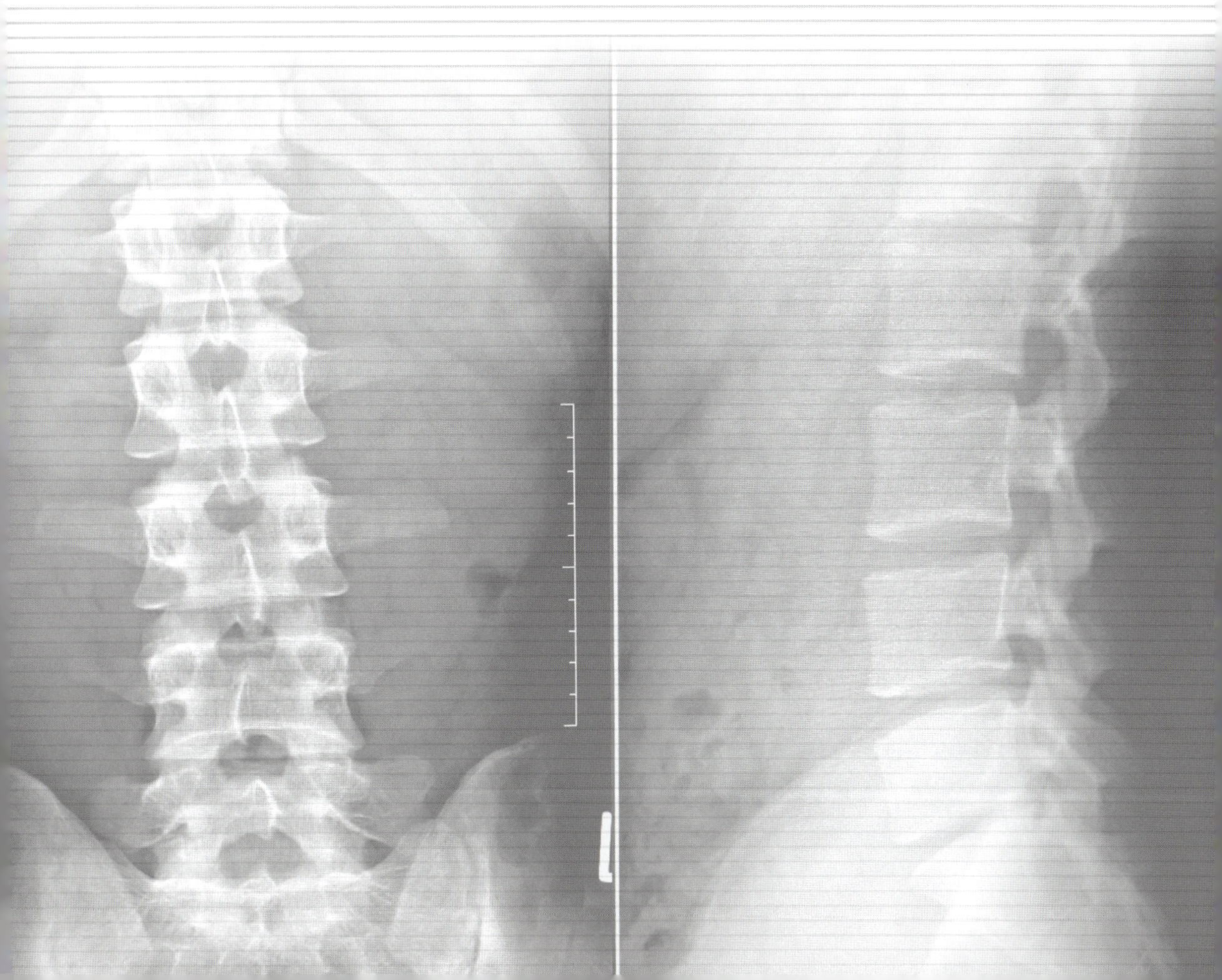

急性腰痛症

急性腰痛症を起こす原因についてですが、筋筋膜性（きんきんまくせい）の腰痛は、腰椎を支えている筋肉がオーバーユースになったとき、筋膜に生じる急性の炎症性の腰痛です。スポーツをしていると、しばしば生じます。重苦しい腰痛で、足などの痛みはありません。

椎間関節性の腰痛は、腰を前後左右に曲げたり伸ばしたりする際に、腰部の椎間関節にねじれなどが加わると、急性の炎症を起こして発症するものです。後ろに反る動作が制限されて痛みのために動きが悪くなります。これも腰痛のみで、足などの痛みはありません（**図70**）。

図70 腰椎の椎間関節

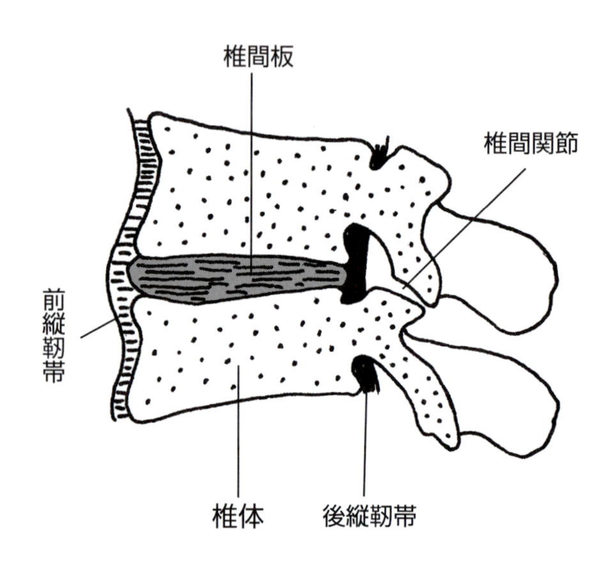

以上の二つの腰痛症は、腰痛を起こす原因の約40%といわれ、安静にして消炎鎮痛剤を服用していれば２～３日で痛みが治まります。

次に、腰椎椎間板ヘルニアについてです。椎間板ヘルニアとは腰椎を構成する組織中の椎体の間にあるクッションの役目をする椎間板が、圧力に耐えられなくなって後方に滑り出した状態（ヘルニア）をいいます（**図71**）。滑り出した椎間板は左右どちらかの足に行く神経を圧迫するので、腰痛の他に足の痛み・しびれを伴うのが特徴です。

人体は「ねじれ」に対して強くできていません。そのためプロゴルファーに椎間板ヘルニアが多いのは、このねじれによる椎間板への負荷が大きいためです。

ヘルニアを確認するのは、MRI検査が一般的です。

治療は薬物療法や、物理療法などの保存的療法を行います。これで改善が見られない場合は手術療法に移行することもありますが、ほとんどの場合とび出したヘルニアは数カ月程度で縮小し、症状の改善がみられます（ヘルニアの退縮といいます）が、人によっては再発することもあります。

手術をするのは耐え難い持続する痛み、急激に進行する運動神経マヒ、膀胱・直腸障害などで日常生活に重大な影響を及ぼす症状がある場合です。

図71 椎間板ヘルニア

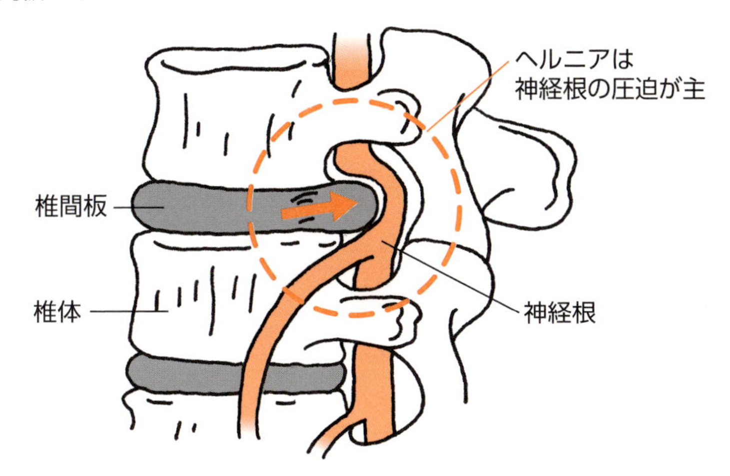

山で急性腰痛になったら、まず安静が第一です。

仰向けになって膝を「くの字」に曲げ、膝の下に座布団などをいれて休むと腰部への負荷が少なくなり楽になります(**図72**)。消炎鎮痛剤があれば服用します。下山時はザックを背負ってはいけません。腰部にコルセット代わりに、帯のようなものを巻いて腰を安定させて、ストックを使用して下山します。

図72 急性腰痛症を発症したら

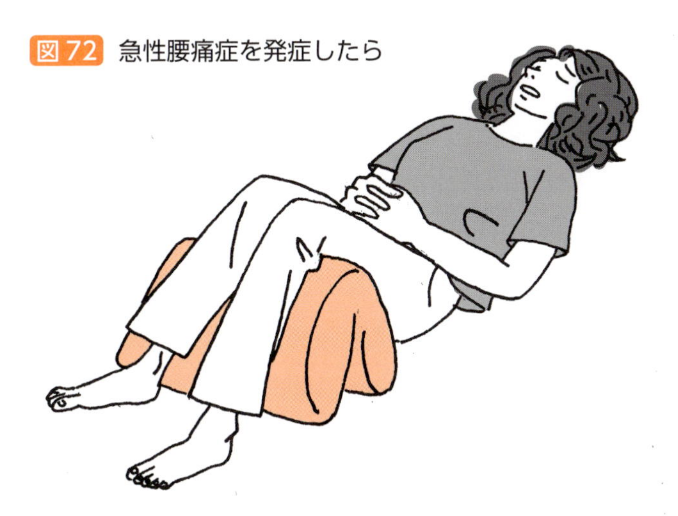

入山時の腰部の柔軟体操は重要なので、ぜひ行うようにしてください。

こむら返り

こむら返りとはふくらはぎに起こる持続性の痛みを伴う筋肉のけいれんをいいます。ただ、その発生のメカニズムはわかっておらず、脱水やカルシウム、マグネシウムなどの電解質異常と、乳酸の蓄積、神経と筋肉の接点のところで起きる筋肉の異常興奮が原因とされています。

こむら返りは激しい運動、水泳、睡眠中に起きます。

こむら返りが起こったら、つま先立ちのまましゃがむか、足を真っすぐにしてふくらはぎを伸ばすと回復します（**図73**）。漢方の芍薬甘草湯は即効的です。

予防のためには、登山を始める前や、下山後に手足のストレッチをきちんとやることが大切です。

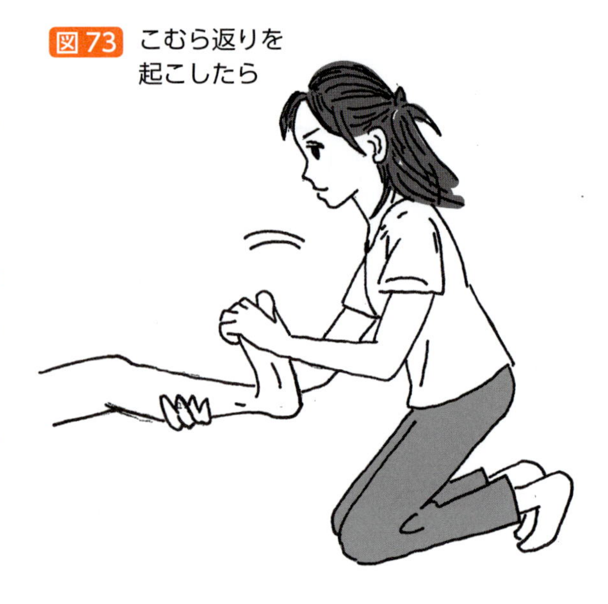

図73 こむら返りを起こしたら

膝の外傷

膝の怪我で多いのは、側副靭帯、十字靭帯、半月板の損傷です。これらは、転倒もしくは転倒しそうになり、膝を外側や内側に強制的に屈曲させた時に起こりやすいものです。

スキーやスノーボードなど足が固定された状態で膝を「くの字」に内側、外側に強制的に曲げて転倒すると（膝の内反、外反という）靭帯損傷を起こします。

膝周囲の損傷で最も重症なのは、「不幸の三徴候（Unhappy triad）」と呼ばれるものです。つま先が外側に向いた状態で膝が内側に倒れ、しかもそれに回転がかかる転倒、強い外力が加わった時、内側側副靭帯損傷＋前十字靭帯損傷＋内側半月板損傷を同時に起こすもので、この損傷は手術後、回復に時間がかかり、機能障害を残す恐れもあります。登山中の転倒でも起こり得る怪我です。

膝周囲の損傷は、受傷した直後から膝の痛みで立てない、歩けない、膝が曲がりにくい、伸びない、ガクガクする、膝が抜けた感覚などを訴えます。これは怪我をした時に膝に大きく負荷がかかったためと思われ、立てない、痛い、膝が腫れてきた（膝内の出血で内圧が高くなる）という症状であれば、膝を骨折の時と同じように固定して歩行させないようにします。

重症度、緊急度もそれほど高くはありませんが、後々に機能に影響を及ぼす恐れがあるので、早急な病院の受診を勧めます。

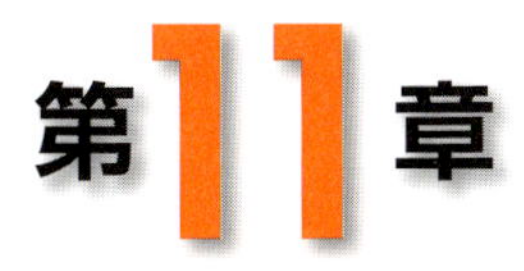

第11章 高山病

高山病は、低酸素環境の高所で起こる病気です。標高 2500m 以上の場所で起きやすいとされています。

高山症とは

高山病は低酸素環境の高所で起こる病気です。標高 2500 m以上の場所で起こるとされています。高所に到達して、6時間後くらいで発症しますが、その環境で3～4日過ごすと、環境に順応して、症状がほぼ消失します。

高山病はなぜ起こるのでしょうか?

赤血球の中のヘモグロビンが肺で酸素と結合して、身体の隅々まで酸素を運ぶ役目をすることは前述したとおりです。海抜0mであれば酸素とヘモグロビンが結びつく割合は98%です。しかし、高度を上げると気圧が下がり、酸素も薄くなるため酸素飽和度が低下し、低酸素血症になります。大気中の少ない酸素を取り込むために、呼吸数が多くなり(過換気)、これが続くと血中の炭酸ガス分圧が低下して「呼吸性アルカローシス」になり、血液がアルカリ性に傾きます。

血液がアルカリ性になると、ふらつき、筋肉のけいれん、錯乱、時には失神することがあります。脈拍数も増えて、心臓が一回に送り出す血液量が減少して心肺機能に大きな影響を与えるようになります。

また、高所ではより多くの酸素を取り込もうと赤血球数が増えて、血液の粘性が高まるため、血管が詰まりやすくなります。このため脳梗塞や心筋梗塞を起こしやすくなります。高所での死亡原因には高山病によるものと、脳梗塞、心筋梗塞によるものがあることを忘れてはいけません。

高山病の分類

1. **急性高山病**　高度が高くなると、まず頭痛をきたします。吐き気、嘔吐、食欲不振、だるい、ふらつく、睡眠障害、意識がもうろうとするなどの症状が起きてきます。
2. **高地脳浮腫**　急性高山病が重症化していくと、まっすぐに歩けないなど動きが悪くなり、次第に意識障害を起こします。これは脳が腫れた状態になっているためです。
3. **高地肺水腫**　肺に水が溜まった状態になり、安静時呼吸困難、咳、起座呼吸(きざこきゅう)という笛を吹くようなヒューヒューと音がする呼吸をするようになります。高所にいると呼吸数が早くなるため、これを補おうと肺に行く血液量が増えます。すると肺の中の毛細血管の圧が高くなり、血管内から水分が外に漏れ出し、肺に水が溜まり肺水腫となるのです。呼吸が苦しくなり、寝ているより座って呼吸する方が楽になります。これが起座呼吸といわれる肺水腫に特徴的な呼吸の姿勢で、生命の危機状態を意味します。

表５　レイクルイーズスコア（Lake Louise Score）急性高山病評価システム

A　自己評価

		チェック欄
1、頭痛		
0	まったくない	
1	軽い頭痛	
2	中等度の頭痛	
3	強い頭痛、耐えがたい	
2、消化器症状		
0	異常なし	
1	食欲低下、少し吐き気がある	
2	中程度の吐き気、または嘔吐	
3	強い吐き気と嘔吐、耐えがたい	
3、疲労感・脱力感		
0	まったくない	
1	軽度の倦怠感・脱力感	
2	中程度の倦怠感・脱力感	
3	強い倦怠感・脱力感、耐えがたい	
4、めまい・ふらつき		
0	まったくない	
1	軽度のめまい	
2	中程度のめまい	
3	強いめまい、耐えがたい	
5、睡眠障害		
0	いつも通り眠れた、快眠	
1	いつもどおりには眠れなかった	
2	何度も目が覚めて、よく眠れなかった	
3	まったく眠れなかった	

B　臨床的評価

		チェック欄
6、精神状態の変化		
0	なし	
1	傾眠・無気力	
2	見当識障害・錯乱	
3	こん迷・半こん睡	
4	こん睡	
7、運動失調（つま先踵歩行）		
0	失調なし	
1	バランスを保つ動作が必要	
2	線を踏みはずす	
3	転倒する	
4	立っていられない	
8、末梢の浮腫		
0	浮腫なし	
1	１箇所の浮腫	
2	２箇所以上の浮腫	

急性高山病の診断・重症度の判定に広く用いられている Lake Louise Score を示す。同スコアでは、自己評価（セルフアセスメントスコア）として「頭痛」「消化器症状」「疲労・脱力」「めまい・ふらつき」「睡眠障害」があげられ、この５項目について０～３点のスコアを付ける。頭痛と他の１項目が１点以上の場合に「急性高山病の可能性あり」、頭痛を含む各スコアの合計が３点以上、あるいは頭痛の有無にかかわらず各項目の合計点が４点以上の場合に「急性高山病」と判定する。

(Roach RC、et al.Hypoxia and Moleculer Medicine, Queen City Press, Burlington,1993:265-271)

高山病の自己評価

高山病の自己評価はレイクルイーズ急性高山病評価法を用いて行います **(表5)**。頭痛、消化器症状、疲労感、めまい、睡眠障害の５項目を０〜３の４段階に分け自己チェックします。

急性高山病の疑い＝頭痛＋他の１項目が１点以上の場合

急性高山病＝頭痛＋各項目の合計が３点以上、または頭痛がなくとも各項目の合計点が４点以上ある場合、急性高山病と判断します。点数が増えると重症度もあがります。

高山病は夜寝ている時に悪化しやすいので、調子の悪い人は一人にしないで付き添って病状を観察します。呼吸の苦しさを訴えたら下山した方がいいでしょう。

高度 4000 m近くではほとんどの人に高山病の症状がみられます。

血液中の酸素飽和度（SpO2）を測るパルスオキシメーターの測定値は高山病の指標として使えるものです（図 74）。

図 74　パルスオキシメーター

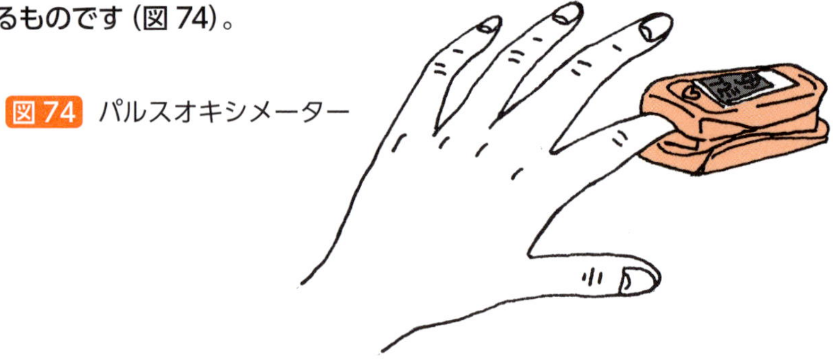

酸素飽和度と高度の関係は以下の通りです。

海抜０m	98%以上
富士山山頂（3776 m）	85%
エベレストベースキャンプ（5300 m）	60%
デスゾーン（8000 m以上）	40%以下

この指標と個々の症状を総合して高所での順応度を判定して下さい。

ここで少し高所順応について説明してみましょう。

低酸素環境で運動していると呼吸は早くなり換気量は増加します。心拍数も早くなり、全身に行く血流量は増えます。周りの酸素が薄いので酸素を運搬する赤血球（ヘモグロビン）も増加します。酸素飽和度が低下して各組織は酸素不足になるために、できるだけ多くの酸素を送ろうとする人体に変化していきます。

その変化に「酸素解離曲線」が大いに関係しています。

酸素解離曲線は様々な条件下で体の隅々まで効率よく酸素を運ぶための仕組みを示すものと理解してください。肺でたくさんの酸素と結合した酸素ヘモグロビンは、酸素の少ない末消の組織に酸素を送り届けなければいけません。酸素飽和度は90%からカーブが急激に落ち込むような線になるために、酸素分圧（血中の酸素量）の低い組織にはその落差を利用して酸素を多く供給することができるようにしています。

高所では酸素飽和度は低下し、各組織が酸素不足になるのでこの曲線を「右方移動」させた方が組織は多くの酸素をもらうことができます。例えば40mmHgの組織は通常の曲線では75%の飽和度であり98%－75%＝23%の酸素をもらうことができますが、酸素の薄い高所で曲線が右方移動すると40mmHgの組織は酸素飽和度が60%であり、肺の酸素飽和度が90%まで低下しているとしても90%－60%＝30%の酸素が供給されます **(図75)**。

海抜0mであれば肺の中で98%酸素と結合できたものも、高度が上がるとその結合度は低下してしまうので、この曲線を移動させることによって酸素の供給量を維持しようとします。高所ではこの曲線が右方に移動した方が有利になるわけです。

図75　酸素解離曲線

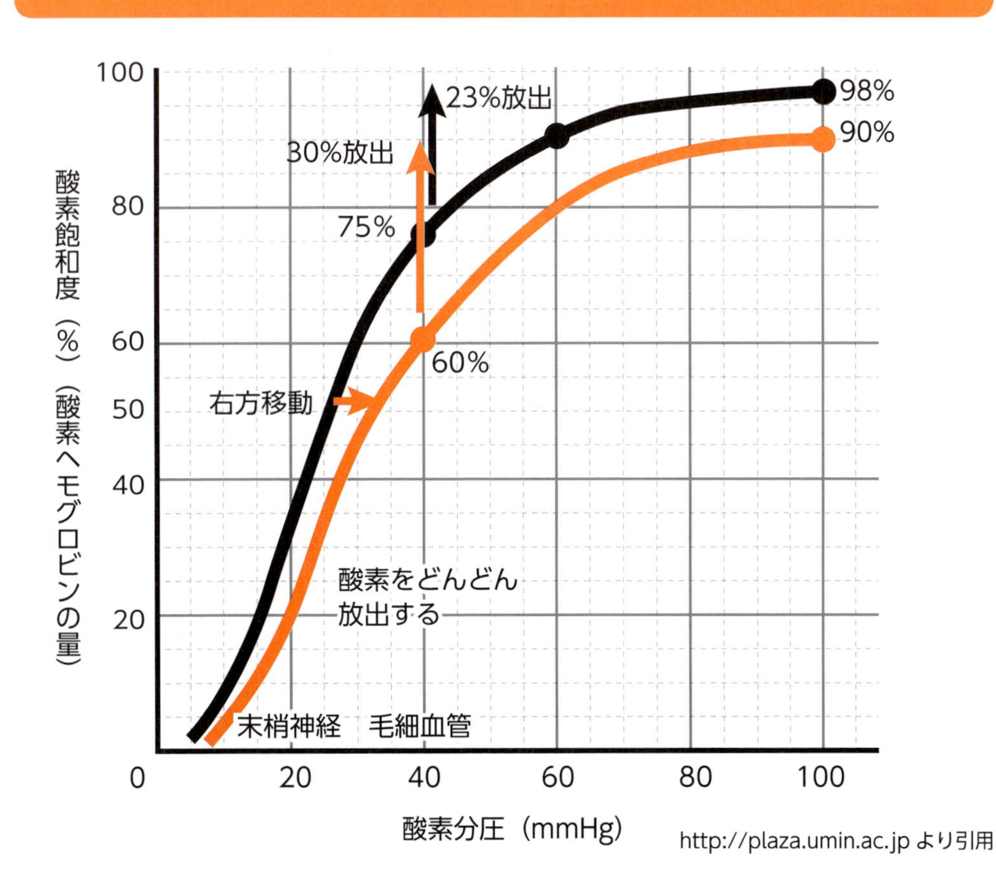

http://plaza.umin.ac.jp より引用

しかし、酸素解離曲線は、体温、PH、環境の酸素量、二酸化炭素量と赤血球にあるヘモグロビンと酸素親和性に関与している「2.3-DPG」という物質の増減によって左方にも右方にも移動して酸素の供給量を調節しています。高高度になると酸素量とそれによる様々な人体の変化（二酸化炭素分圧、PHなど）により左方に曲線を移動させた方が有利ともいわれています。

高所の低酸素と人体との関係は酸素濃度によって酸素解離曲線を右方移動、左方移動することによって組織への酸素供給量を調整していると思われます。人体はある高度まで適応する能力を持っていますが、個人差があり、それに適応できない人もいます。

この個人差が何なのかを説明する根拠はまだ解明されていません。

以前、自身も含め５名の被験者とともにカトマンズ、ナムチェバザール、ロブチェ、エベレストベースキャンプで赤血球数を測定した結果によれば、高度の上昇とともに平行して赤血球数が増加する人は高所順応がよく、平行に増加しなかった人は高山病に苦しんでいたように見受けられました。この結果から、高所順応は高度が上がっていくとともに酸素解離曲線の移動反応の良し悪しが決め手になっているのではと推測しています。

いずれにしても高所順応にこの「酸素解離曲線」が大いに関係していることは間違いないと思いますが、高所順応のメカニズムの結論が出るのはまだだと思われます。

ダイアモックスの効果

ダイアモックス（炭酸脱水素酵素抑制剤）という薬品があります。この薬の主成分の炭酸脱水素酵素は腎臓、脳、目などにある酵素で、水分と炭酸ガスの反応に関係しています。

ダイアモックスは重炭酸塩を腎臓からの排出を促し、体液を酸性の方向に傾けます。過換気で起こった呼吸性アルカローシス（アルカリ性）はこれにより改善します。これで呼吸が楽になり顔面のむくみがとれるので、ダイアモックスは高山病に有効なのです。

しかし、嘔気、食欲不振、尿が近くなるなどの副作用があり、人によってはアレルギーを起こすこともあるので、安易に使用するべきではありません。使用にあたっては医師とよく相談することが必要です。

高山病の改善には滞在高度を下げるのが最良の治療法です。高所順応のためには、滞在高度を上げたり下げたりを繰り返して、高度に身体をならして行くことが大切です。また、高所では水分を十分にとって疲労度、食欲、睡眠、尿量、思考力などを自己チェックすることが最も重要になります。

第12章

使える山の
ファーストエイドキット

登山は自己責任で行動するものです。どんなに用意周到であっても、相手が自然ですから、天候の急変や落石、雪崩などの地形の影響、そして自身の思わぬ体調不良など、さまざまなアクシデントを想定しておくことが大切です。そのためにも、最低限の医療用品、薬は必要です。

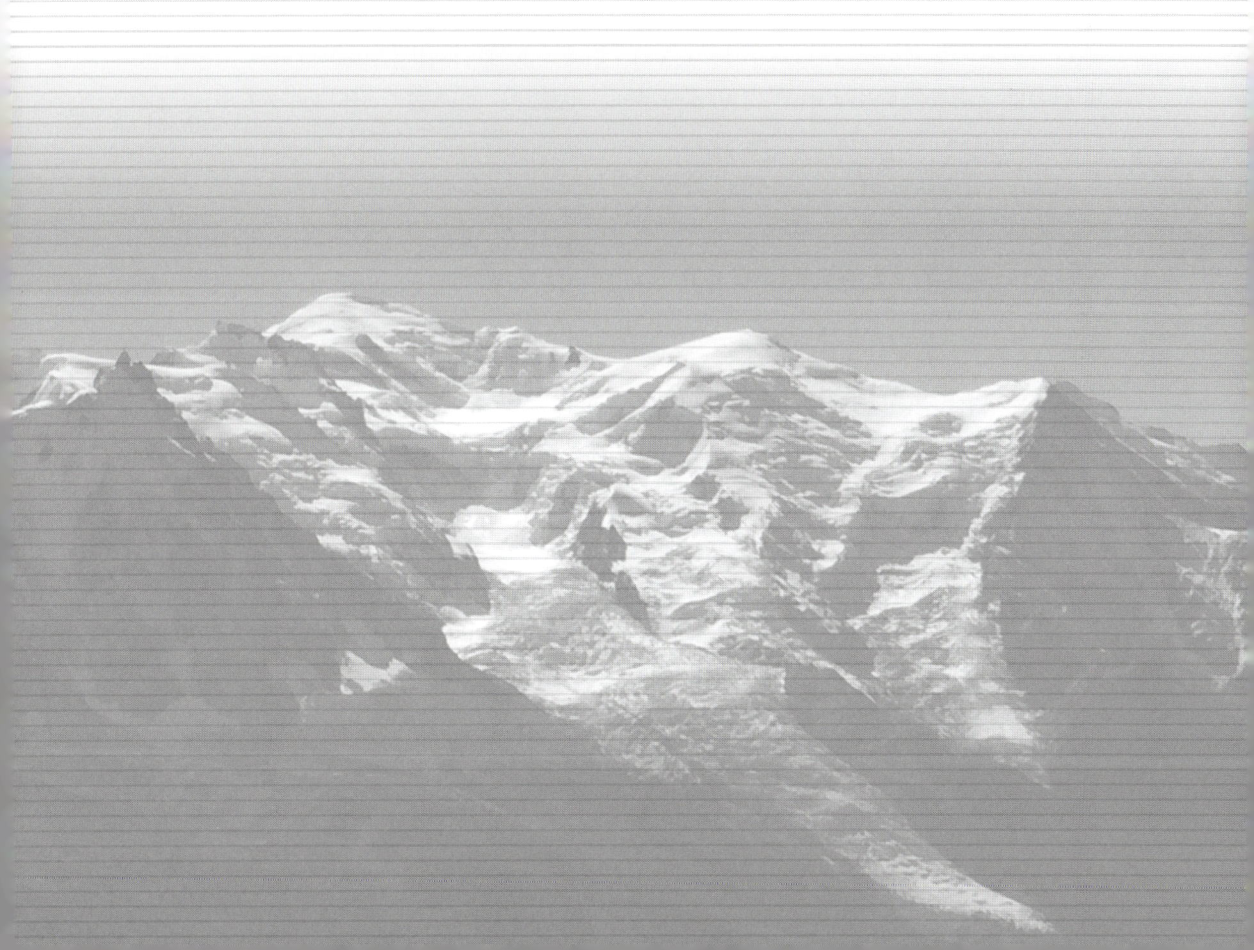

ファーストエイドキットは自分で作ろう

市販されているファーストエイドキットはガーゼや包帯などがうまく組み合わされて、これはこれで有用ですが、想定される傷病に対して、自分自身が対処を考えて準備することが大切です。自分が使い慣れたもの、必要と思った薬などを揃えたキットを作りましょう。キットは重量、容量を考え、コンパクトで防水された容器に収めます。

推薦できるものとして、まず以下のものを揃えます

①小型のはさみ　衣服を切って傷全体を見る時、三角巾を切って包帯を作る時に使用します。

②ビニールの手袋　薄い簡易な手袋。蘇生時、汚染創の処置、止血の時に自分を感染から守るために使います。

③三角巾　必携です。包帯にも副木の固定の帯にもなります。

④テーピングテープ　関節の固定、傷の閉鎖などに。テープの粘着面に紙がついているものが切りやすくて便利です。

⑤タオル　汗拭きタオルとは別に、きれいなタオルを１枚。圧迫止血などの時に用いる。

⑥ガーゼ　滅菌したガーゼが市販されています。

⑦ペットボトルの蓋　穴をあけたもの。ペットボトルとメーカーが同じものを用意します。

⑧人工呼吸用マウスシート　口対口の人工呼吸をする時に使用する。通販で購入できます。

⑨その他　毒を吸い出すポイズンリムーバー、毛抜き、使い捨てカイロ、ツエルト、レスキューシート、消毒薬など **(図 76)**。

薬は何を持ったらよいのか

キットに入れる薬は、市販薬で自分が使い慣れたものを持ちましょう。消炎鎮痛剤（痛み止め）、胃腸薬、総合感冒薬、下痢止め、抗ヒスタミン薬（アレルギーに効く薬）、消毒薬、虫除けなどです。これらは自分が使用するだけにします。薬の場合、どんなアレルギーを発症するか分かりませんので、自分には合うものであっても他人にすすめてはいけません。

図76 ファーストエイドキット

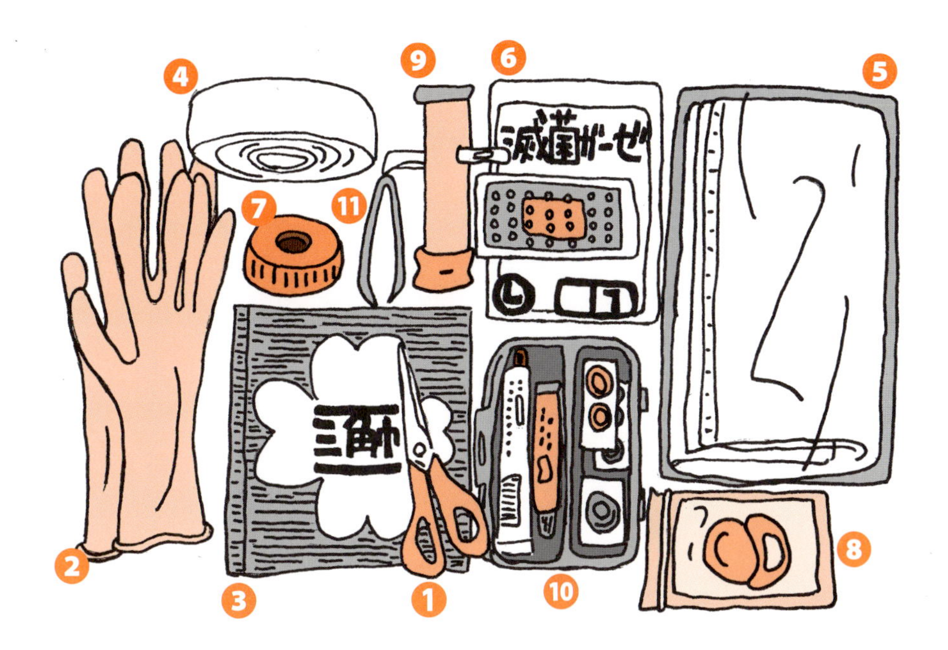

基本的な内容のキット。自分で工夫して持っていこう

1. 小型はさみ
2. ビニール手袋
3. 三角巾
4. テーピングテープ
5. タオル
6. ガーゼ、ばんそうこう
7. 穴をあけたペットボトルの蓋
8. 人工呼吸用のマウスシート
9. ポイズンリムーバー
10. 使い慣れた薬
11. 毛抜き

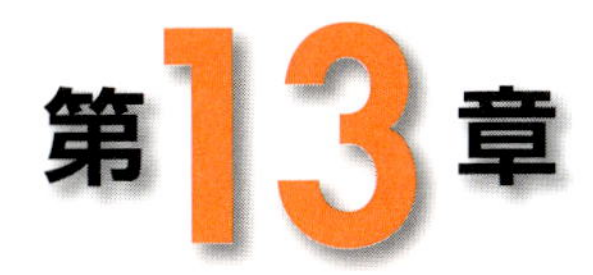

第13章 山でのFAで最も大切なこと

ファーストエイドで一番大切なことは、生命を最優先に評価することです。

最後に山で行うＦＡについて知っておいていただきたいことを、もう一度記述します。

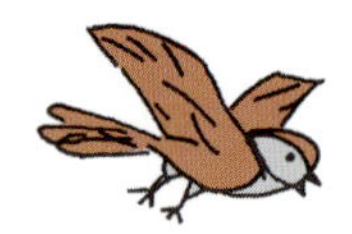

1 山のFAでは、ある程度の基礎的な医学知識と医学的根拠に基づいた応急処置法を知っておきましょう

2 遭遇した傷病者は生命を最優先とする「重症度」と「緊急度」で評価します

3 自分で作ったFAキットはいつも持参しましょう

4 救助活動、FA行為には肉体的、精神的ストレスも伴うことを十分に認識しておきましょう

5 山でのFAは完璧には出来ないことを自覚するとともに、最大限の努力を惜しまないでください。

以上のことを胸に刻んで、いざというときのFAを行っていただきたいと思います。

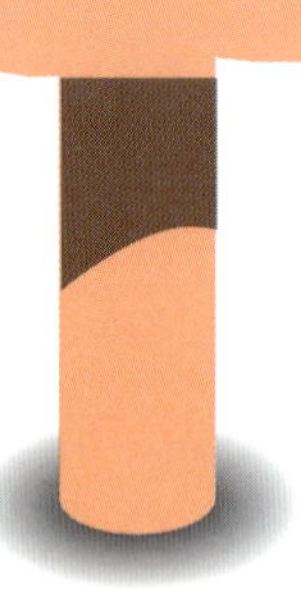

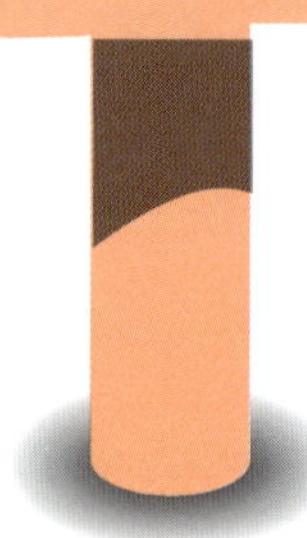

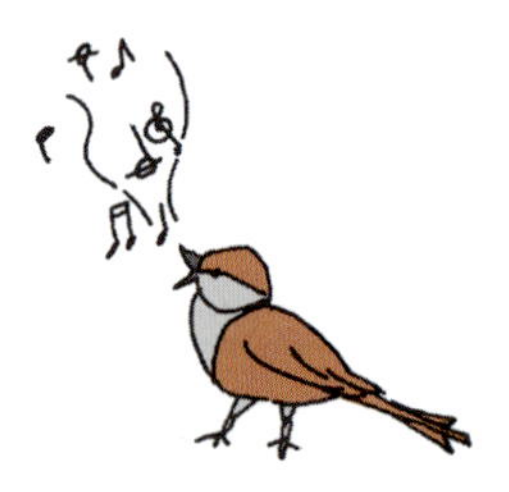

参考文献

1) 山本保博ほか：トリアージ、国際災害研究会編、荘道社、1999

2) 川畑浩久：解剖生理学、ナツメ社、2015

3) 浅野吾朗：からだのしくみ事典、成美堂出版、2013

4) 石川　隆：生理学の基本がわかる事典、東西社、2011

5) 後藤　昇ほか：しくみが見える体の図鑑、エクスナレッジ社、2012

6) 前田如矢：救急処置法、金芳堂、2010

7) 救急法講習教本：日本赤十字社、2002

8) 金田正樹：山のファーストエイド教本、日本山岳ガイド協会、2012

9) R.Coupland：War Wound of Limbs、I.C.R.C.　1993

10) 山本正嘉：登山の運動生理学とトレーニング学、東京新聞、2016

11) 日本救急医学会：熱中症、ヘルス出版、2011

12) 入来正躬：体温生理学テキスト、文光堂、2003

13) 金田正樹：単純低体温麻酔による乳幼児開心術、胸部外科、1974

14) 金田正樹：山で起こる低体温症、岳人 797・798、2013

15) 節田重節ほか：トムラウシ山遭難事故報告書、日本山岳ガイド協会、2010

16) ゴードン、G. ギースブレヒトほか：低体温症と凍傷、海山社、2014

17) 金田正樹：凍傷の真実、登山研修、国立登山研修所、2016

18) 鳥巣岳彦ほか：標準整形外科学、医学書院、1993

19) 二宮節夫ほか：今日の整形外科治療指針、医学書院、2000

20) 日本救急学会：標準救急医学、医学書院、2013

21) 亀山正邦ほか：今日の治療指針、医学書院、2002

22) 山本保博ほか：国際災害看護マニュアル、真興交易医書出版部、2000

23) 日本整形外科学会：腰痛診療ガイドライン、南江堂、2012

24) 日本整形外科学会：腰椎椎間板ヘルニア、診療ガイドライン、南江堂、2011

25) 薊　貴文：高地における酸素解離曲線の移動、名古屋市立大看護学部紀要、2015

26) 日本蘇生協議会：JRC 蘇生ガイドライン、医学書院、2015

27) 内田淳正、加藤 公：カラー写真で見る！骨折・脱臼・捻挫、羊土社、2005

あとがき

山登りは高校時代から始めた。

夏山、冬山と続けているうちにやはりヒマラヤに憧れた。

しかし、当時のネパールヒマラヤは鎖国状態で登山許可が下りない。

未踏峰に登りたいという欲望を叶えてくれたのは、アフガニスタンのヒンズークシュ山脈だった。生まれて初めて降りた海外の地はカブールで、イスラム社会の強烈な印象を受けた。

三蔵法師が歩いた道、シルクロードの十字路、バーミヤンをはじめとする仏教遺跡、この国はロマンに溢れていた。三つの5000 m級の未踏峰に登ることができたが、飽くなき好奇心は益々強くなった。カブールのホテルで知り合った湯浅道男氏にエベレスト南西壁隊の参加を依頼された時、参加決定に1秒とかからなかった。しかし、エベレストで経験したデスゾーンと呼ばれる8000 mの世界は、死と隣り合わせでもあった。高所障害で体調不良を訴える仲間が続出し、突然意識を失う事例も起きた。医者の本業が忙しくなったために、南西壁を8000 mまで登りたいという夢は叶わなかった。テントごと雪崩に潰されたりヒドンクレバスに落ちたり、九死に一生を得る経験もした。

高山病の恐ろしさを身をもって体験した。

大好きな剱岳の国立登山研修所で登山研修の医療担当を引き受けてから、多くの山仲間ができ、楽しい山登りができた。しかし、この間に剱岳で起こった遭難現場に同行することもしばしばだった。

平蔵のコルの手前の痩せ尾根で、突然登山者が意識を失って倒れた。富山県警山岳警備隊とともに現場に駆けつけた。夜、土砂降りの雨、吹き付ける風という最悪の条件下で、身の危険を感じながら心肺蘇生をしたが、残念な結果になってしまった。この時大きな敗北感を味わった。

振り返ると、昭和48年から治療を経験した凍傷例は900例を超えたと思う。手や足の指の切断術は人間の機能を失うわけで、整形外科医とはいえ、避けて通りたい経験だった。

夏のトムラウシで8人が低体温症で亡くなった遭難事故は山岳史上にも残る惨事となった。これを解明しようと、それから2年をかけて低体温症の生存者に会いに全国を飛び回った。裏づけになる医学的データが欲しくて、収容された病院などを尋ねたが、個人情報保護法の壁に阻まれてデータを得ることができず、悔しい思いもした。

依頼されて山岳ガイドの方々にファーストエイドの研修を7年間続けた。皆熱心に研修を受けてくれたのは嬉しかったが、もっと医学的基礎をわかりやすく教えるべきだったと未だに反省している。

WEB 上の登山相談室「SHERPA」の石井孝典代表から山のファーストエイドの連載を依頼された。どんなことを書こうかと山のファーストエイドの書籍を買ってみたが、技術的な方法について書かれたものが多く、その「根拠」をわかりやすく書いたものはほとんどなかった。

ファーストエイドをよく理解し、処置法を身につけるには、ある程度の基礎的医学知識を学ぶことと、実技を医療関係者からしっかり教えてもらうことが必要だ。しかし登山者にとってその機会がなかなかないのが現状でもある。

そこでファーストエイドの正しい根拠を書いてみようという気になった。

最近の登山は大きく変わったと思う。まず登山用品が著しく進歩した。軽量で扱いやすく機能性が優れたものが増え、山の情報も豊富でいつでも得ることができるようになった。

百名山の綺麗な映像を見ればここへ行きたい、ここなら行けると思ってしまう。しかし山は天候の急変が起こりやすく、事前の情報とは違う状況になることはしばしば起こる。登山は自然への謙虚さを忘れてはならないし、天候、地形などのリスクがあることも忘れてはならない

現在の日本の登山では危急時対策を学ぶ機会もない。それを解決するには山岳団体が率先して、そういう機会を作り出すしかないと思う。

本書はファーストエイドに必要な医学的基礎知識を中心に、図解を使ってわかりやすく書いたつもりだ。

心肺蘇生法については若き現役の救急医である伊藤岳先生にお願いして、最新の蘇生術について記述してもらった。先生は山登りと写真が趣味で、ドクターヘリに乗って救急現場で活躍する多忙な時間の合間を縫って書いていただいたことに感謝したい。

ファーストエイドをわかりやすく、理解しやすくするには図解が一番だと考えた。クライマーでありイラストレーターでもある橋尾歌子さんに、難解な医学的イラストをわかりやすく描いていただいたことに感謝したい。また出版に当たって東京新聞出版・社会事業部の古賀健一郎部長、銅冶伸子さん、デザイナーの竹田壮一朗さんに大変お世話になったことに謝意を表します。

2018 年　6月吉日
金田正樹

金田正樹◎Masaki Kaneda

整形外科専門医
（公社）日本山岳ガイド協会前ファーストエイド研修委員長
国立登山研修所元専門調査委員
日本災害医学会評議委員
主な山歴は、'69、'70西部・中部ヒンズークシュ山脈の無名峰の初登頂、
'73 RCC Ⅱ エベレスト南西壁隊、'81オリンパス・マナスル隊 etcに参加
災害救援では、'85メキシコ大地震、'90アフガン野戦病院勤務、'91
湾岸戦争イラン難民キャンプ、'01インド西部地震、'03イラク戦争
ヨルダン難民キャンプ etcで活動。
著書に「災害ドクター、世界を行く」東京新聞　2002
　　　「感謝されない医者」山と溪谷社　2007
　　　「トムラウシ山遭難はなぜ起きたか」山と溪谷社　2010

伊藤　岳◎Takeshi Ito

救急科専門医
兵庫県立加古川医療センター救急科医長
（公社）日本山岳ガイド協会ファーストエイド研修委員長
NPO災害人道医療支援会所属
主な山歴は、国立登山研修所大学山岳リーダー研修会三期終了
'01アイランドピーク登頂、'09神奈川大チョモランマ隊参加
'10より北アルプス三俣山荘夏山診療所に従事している

橋尾歌子◎Utako Hashio

イラストレーター
（公社）日本山岳ガイド協会認定登山ガイド（ステージⅡ）
大学時代から登山を始める。
バーバリアンクラブ、同人誌「たをり」会員。
2004年、西チベット・パチュムハム（6529m）、ギャンゾンカン（6123m）
連続初登攀。最近は、日々、クライミングに出かけている。
著書に『それいけ避難小屋』山と溪谷社　2018年
季刊誌「やまとびと」に「山気佳日夕」を連載中。

図解 山の救急法
医学的根拠から応急処置法まで

2018年9月19日　第1刷発行

著　者　　金田正樹　伊藤 岳
イラスト　橋尾歌子

発行者　古賀健一郎
発行所　東京新聞
〒100-8505東京都千代田区内幸町2-1-4
中日新聞東京本社
電　話　［編集］03-6910-2521
　　　　［営業］03-6910-2527
F A X　03-3595-4831

装丁・本文組　竹田壮一朗（TAKEDASO. Design）

印刷・製本　株式会社光邦

ISBN978-4-8083-1031-8　C0075